essentials

Essentials liefern aktuelles Wissen in konzentrierter Form. Die Essenz dessen, worauf es als „State-of-the-Art" in der gegenwärtigen Fachdiskussion oder in der Praxis ankommt. *Essentials* informieren schnell, unkompliziert und verständlich

- als Einführung in ein aktuelles Thema aus Ihrem Fachgebiet
- als Einstieg in ein für Sie noch unbekanntes Themenfeld
- als Einblick, um zum Thema mitreden zu können

Die Bücher in elektronischer und gedruckter Form bringen das Fachwissen von Springerautor*innen kompakt zur Darstellung. Sie sind besonders für die Nutzung als eBook auf Tablet-PCs, eBook-Readern und Smartphones geeignet. *Essentials* sind Wissensbausteine aus den Wirtschafts-, Sozial- und Geisteswissenschaften, aus Technik und Naturwissenschaften sowie aus Medizin, Psychologie und Gesundheitsberufen. Von renommierten Autor*innen aller Springer-Verlagsmarken.

Timo Storck

Psychoanalyse und Film

Methodische Zugänge zur latenten
Bedeutung

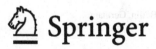 Springer

Timo Storck
Psychologische Hochschule Berlin
Berlin, Deutschland

ISSN 2197-6708   ISSN 2197-6716 (electronic)
essentials
ISBN 978-3-662-68612-6   ISBN 978-3-662-68613-3 (eBook)
https://doi.org/10.1007/978-3-662-68613-3

Die Deutsche Nationalbibliothek verzeichnet diese Publikation in der Deutschen Nationalbiblio-
grafie; detaillierte bibliografische Daten sind im Internet über http://dnb.d-nb.de abrufbar.

Planung/Lektorat: Monika Radecki
Springer ist ein Imprint der eingetragenen Gesellschaft Springer-Verlag GmbH, DE und ist ein Teil
von Springer Nature.
Die Anschrift der Gesellschaft ist: Heidelberger Platz 3, 14197 Berlin, Germany

Das Papier dieses Produkts ist recyclebar.

Was Sie in diesem *essential* finden können

- eine knappe Einführung in die psychoanalytische Methode
- den Vorschlag für einen Transfer der psychoanalytischen Methode auf die Betrachtung von Spielfilmen oder Serien
- die Vorstellung einiger wichtiger Ansätze
- den Vorschlag eines Leitfadens für eine filmpsychoanalytische Interpretation
- zahlreiche Beispiele

Inhaltsverzeichnis

Einleitung

Der Film ALLES WAS WIR GEBEN MUSSTEN (2010, Regie: Mark Romanek) ist die Adaptation eines Romans (2005) von Kazuo Ishiguro, der 2017 mit dem Literaturnobelpreis ausgezeichnet wurde.

Im Film (vgl. a. Storck 2016) geht es um ein (Zukunfts-) Szenario, in dem es möglich geworden ist, die Lebenserwartung der Menschen deutlich zu erhöhen, indem ihnen Organe transplantiert werden, welche zu diesem Zweck „gezüchteten" Klonen entnommen werden, sobald diese das Erwachsenenalter erreicht haben. Wir begleiten drei dieser Klone in ihrem Heranwachsen: Kathy, Ruth und Tommy. Sie haben auf den ersten Blick eine „normale" Kindheit, allerdings wachsen sie in einem Internat auf, ohne Körperkontakt durch die Erzieherinnen und Erzieher bzw. Lehrerinnen und Lehrer – versinnbildlicht dadurch, dass die Kinder sich ihre Milchflaschen von einem Tisch abholen, auf dem diese bereitgestellt sind: Ihr körperlichen Bedarfe werden gestillt, ohne dass es emotionalen oder leiblichen Kontakt oder Zuwendung gibt. Den Kindern ist es untersagt, den Bereich der Schule zu verlassen und alle halten sich daran. Bei einem Bazar erhält Kathy eine Musikkassette der Künstlerin Judy Bridgewater und hört sehnsuchtsvoll den Song „Never let me go" an (das ist auch der Titel des Buchs und Films im englischen Original). Sie ist in Tommy verliebt, der allerdings eine Beziehung mit Ruth beginnt. Eine neue Lehrerin erzählt den Kindern die Wahrheit: Dass sie das junge Erwachsenenalter vermutlich nicht überleben werden, weil ihr Existenzzweck darin besteht, mit ihren Organen das Leben der („echten") Menschen zu verlängern.

In der Jugend wechseln die Klone auf ein anderes Internat. Sie sind fasziniert vom Gedanken, dass sie jeweils nach einem „Original" geformt sind und

T. Storck, *Psychoanalyse und Film*, essentials, https://doi.org/10.1007/978-3-662-68613-3_1

begeben sich auf die Suche nach diesen. So gewinnen sie jedoch die Erkennt-
nis, dass sie nicht nach den Schönen, Beliebten oder Erfolgreichen unter den
Menschen geformt sind, sondern nach dem „Abfall". So finden wir auch eine
Erklärung dafür, dass Kathy bereits als junges Mädchen kompulsiv wirkend in
Pornomagazinen geblättert hat: Sie hat versucht, dort ihr Original zu finden.

Unter den Jugendlichen verbreitet sich ein Gerücht: Wenn zwei von ihnen
einander wirklich liebten, dann sei es möglich, bei der Leiterin der Schule(n)
einen Aufschub zu beantragen, also noch nicht spenden zu müssen. Das Gerücht
besagt auch, dass die Leiterin aus diesem Grund auch immer Zeichnungen oder
Malereien der Kinder habe sehen wollen, um zu prüfen, ob jemand diese Liebe
in sich trage. Im Erwachsenenalter arbeitet Kathy als „Betreuerin", was bedeutet,
sie begleitet die spendenden Klone durch den Prozess, muss aber selbst noch
nicht spenden. Den anderen beiden, Ruth und Tommy, geht es nach mehreren
Spenden bereits sehr schlecht. Ruth hat erkannt, dass sie Kathy und Tommy in der
Jugend voneinander ferngehalten hat, sodass nun die beiden eine Liebesbeziehung
beginnen.

Kathy und Tommy entschließen sich, zur Leiterin zu fahren, um dort ihre
Liebe zueinander zu bekunden, zahlreiche von ihm angefertigte Zeichnungen vor-
zulegen und auf diese Weise einen „Aufschub" des weiteren Spendeprozesses zu
beantragen. Bei diesem Besuch stellt sich heraus, dass es nie den Gedanken eines
Aufschubs gab und dass die Leiterin die Zeichnungen der Klone während deren
Kindheit sammelte, um belegen zu können, dass die Klone eine Seele hätten
(kreativ und empfindsam erleben können). Der Film endet damit, dass Kathy
Tommy zu dessen letztlich letaler letzter Spende begleitet. Ganz am Ende berichtet sie, dass nun auch sie ihren „Bescheid" bekommen habe und zu spenden
beginnen werde.

Neben einer solchen Zusammenfassung des filmischen Narrativs kann man
einiges über die Form des Films sagen, neben der beeindruckenden schauspie-
lerischen Leistung von Andrew Garfield, Keira Knightley und Carey Mulligan.
Mark Romanek hatte sich vorher als Regisseur von Musikvideos einen Namen
gemacht und das merkt man dem Film an – es wirkt in Teilen so, als hätte Cas-
par David Friedrich einen Clip für MTV gedreht. Alles und alle sehen in der
Regel sehr gut aus, es hat etwas von einer sterilen Schönheit. Und in vielen Einstellungen erscheinen die menschlichen Figuren einsam und verloren in weiten
Landschaften. Es hat etwas Erhabenes und Verlorenes zugleich.

Irritierend ist in der Wirkung des Filmes auf Zusehende, dass es keinerlei Auf-
begehren oder Verweigerung der Klone gibt, in keiner Altersphase – sie nehmen
die Regeln hin, zum Beispiel im ersten Internat das Schulgelände nicht zu verlassen oder sich später nicht schlicht physisch (oder womöglich rechtlich!) gegen

den Spende-Prozess zu wehren. Und ferner: Die Klone haben guten Grund, das Gerücht anzuzweifeln, dass Liebende einen Aufschub hinsichtlich des Spendens erhalten, und trotzdem glauben sie daran bzw. *wollen* sie daran glauben.

Eine psychoanalytische Interpretation kann diese Irritationen zum Ausgangspunkt nehmen und eine Lesart entwickeln, dass der Entzug körperlicher und sonstiger liebevolle Nähe durch das vollkommene Fehlen primärer Bezugspersonen (besonders einfühlbar in Kathys Sehnsucht im Hören des Songs „Never let me go", was so wirkt, als würde sie sich selbst wiegen/trösten) zu einer Entmischung führt: Es gibt keine integrierte Aggression, nur die Destruktivität, die den Klonen zustößt. Und auch die Sexualität wirkt abgetrennt, im Pornoheft enthalten, in denen nach den Originalen gesucht wird, aber ohne Lust. Der Versuch einer Sublimierung (in der Malerei) gelingt einerseits (es wird ein Ausdruck gefunden), aber andererseits kann kein Gegengewicht gegen das Destruktive gefunden werden, die Protagonisten bleiben in einer auch filmisch inszenierten übermächtigen Welt verloren und ausgeliefert.

Die Psychoanalyse liefert einen Zugang zu Filmen, ebenso wie sie es zu anderen Kunstwerken, kulturellen Prozessen oder Erzeugnissen oder gesellschaftlichen Entwicklungen tut. Warum beansprucht sie das eigentlich? Andere psychotherapeutische Verfahren widmen sich dem ja nicht, es gibt keine verhaltenstherapeutische Betrachtung von Filmen o. ä.

Und in der Tat geht es bei einer psychoanalytischen Filmbetrachtung ja auch nicht darum, dasselbe zu tun wie in einer psychotherapeutischen Behandlung oder einer einzelnen Stunde.

Das hat damit zu tun, dass die Psychoanalyse in dreierlei Weise verstanden werden kann (vgl. Freud 1923, S. 211):

- als Theorie des Psychischen
- als eine Methode zur Untersuchung des Psychischen (d. h. des Erlebens und Handelns von Menschen)
- ein Behandlungsverfahren bei psychischen Erkrankungen

Das unterscheidet die Psychoanalyse von anderen Psychotherapie-Verfahren, denn es bedeutet auch: Die Psychoanalyse verfügt über eine eigene (Meta-) Theorie der Methode, eine Methodologie, sowie über eine eigene Erkenntnistheorie. Das ermöglicht es ihr, aus dem Behandlungszimmer herauszutreten und ihre Methode auch in anderen Feldern, so im Kino, zur Anwendung zu bringen. Darum, wie ein solcher Transfer der Methode aussieht und zu welchen Erlebnissen er führt, geht es im vorliegenden Buch.

Denn das ist der entscheidende Punkt: Psychoanalyse auf einen Film „anzu-wenden", bedeutet gerade *nicht,* ihre Theorie zur Anwendung zu bringen. Auch das geschieht in einer therapeutischen Psychoanalyse ja auch nicht bzw. allenfalls mittelbar oder sekundär. Mit einem Patienten oder einer Patientin zu arbeitet, bedeutet nicht, ihnen theoretische Konzepte überzustülpen, sondern methodisch geleitet eine Behandlung durchzuführen. Auch in der Anwendung der Psycho-analyse auf einen Film geht es also um eine Anwendung, einen Transfer der *Methode.*

Ich werde dazu in einem zweiten Kapitel kurz skizzieren, was methodisch und methodologisch unter „Psychoanalyse" zu verstehen ist. Im Anschluss daran werde ich erörtern, welche Probleme sich ergeben, wenn psychoanalytisch außer-halb des Behandlungszimmers vorgegangen wird: Hier werden Fragen danach eine Rolle spielen, ob in der Betrachtung eines Films von Prozessen der Übertra-gung und Gegenübertragung gesprochen werden kann oder welcher Stellenwert einer Deutung in der Filmpsychoanalyse zukommt. Danach werde ich einige der gängigen psychoanalytischen Vorgehensweise in der Filmbetrachtung vorstellen sowie auf einige weitere Hinweise aus psychoanalytischer Richtung eingehen, die auch jenseits ausformulierter methodischer Programme hilfreich für die Filmpsychoanalyse sein können. Ferner werde ich unterstreichen, dass und wie Filmpsychoanalyse notwendigerweise ein interdisziplinärer Vorgang ist, in den die Filmwissenschaft einbezogen ist.

In Kap. 3 werde ich einen methodischen Leitfaden zur filmpsychoanalytischen Interpretation und Deutung vorstellen sowie daran anschließend das Vorgehen in Kap. 4 an einer beispielhaften Interpretation des Films I'M THINKING OF ENDING THINGS (2020, Regie: Charlie Kaufman) veranschaulichen.

Ich spreche im Weiteren von Filmpsychoanalyse, um den psychoanalytischen Zugang zum Film zu kennzeichnen. Diesen Ausdruck verwendet auch Hamburger (2018) in seinem kanonisch zu nennenden Buch, ein Ansatz, dem meine eigenen Überlegungen sehr viel verdanken. Ferner nehme ich in meinem eigenen Ansatz und methodischen Vorgehen Bezug auf die tiefenhermeneutische Kulturanalyse Lorenzers (1986; vgl. König 2000; Reinke 2013).

Bedanken möchte ich mich bei meinen Kolleginnen und Kollegen der Herausgebenden-Gruppe der Buchreihe „Im Dialog: Psychoanalyse und Filmtheorie": Peter Bär, Andreas Hamburger, Karin Nitzschmann und Gerhard Schneider, mit denen der Austausch eine zentrale Bedeutung für meine eigenen filmpsychoanalytischen Überlegungen gehabt hat und nach wie vor hat. Ellen Reinke hat mich erstmals mit dem Gedanken einer psychoanalytischen Betrach-tung von Filmen vertraut gemacht. Mit Marie-Luise Althoff und Lars Friedel

(sowie Jochen Schade) habe ich seit einigen Jahren Veranstaltungen zu Psychoanalyse und Film während der Erfurter Psychotherapiewoche geleitet, auch dieser
beständige Austausch ist hier eingeflossen, ebenso wie die Reihe „Psycho-Kino",
die ich an der Psychologischen Hochschule Berlin zusammen mit Korinna Fritze-
meyer durchführe. Ferner ist die Zusammenarbeit und der Austausch mit Gilbert
Beronneau in gemeinsamen Lehrveranstaltungen und Diskussionen zu nennen,
die meinen Horizont ebenfalls erweitert haben.

Schließlich gebührt dem Käte Hamburger Centre for Apocalyptic and Postapo-
calyptic Studies der Universität Heidelberg unter der Leitung von Robert Folger
und Thomas Meier Dank. Im Rahmen eines dortigen Fellowships war es mir
möglich, die Arbeit an diesem Buch abzuschließen.

Seitens des Springer-Verlags möchte ich mich noch bei Monika Radecki für
die sehr angenehme Zusammenarbeit bedanken.

Timo Storck
Berlin und Heidelberg
Oktober 2023

Die Methode der Psychoanalyse und ihr Transfer auf den Bereich Film

2

Eine psychoanalytische Betrachtung des Films NO COUNTRY FOR OLD MEN (2007, Regie: Joel und Ethan Coen; ebenfalls die Verfilmung eines Romans, nämlich von Cormac McCarthy, 2005, erlaubt es, Überlegungen zur Depression im Alter anzustellen (vgl. a. Storck 2010). Das ist nicht deshalb der Fall, weil man die Hauptfigur Sheriff Ed Tom Bell diagnostizieren könnte. Dazu fehlen die methodischen Möglichkeiten (man müsste ja einen diagnostischen Test oder ein diagnostisches Interview in einer Begegnung mit dieser Person zur Anwendung bringen), aber auch die methodologischen Möglichkeiten (es würde ja aus einem Film ein Element vermeintlich isoliert und interpretiert). Ebenso fehlt natürlich auch der Auftrag dazu. Weder der Schauspieler, noch die Figur, noch die Regisseure haben uns darum gebeten, eine Diagnose zu stellen. Der mögliche Bezug von NO COUNTRY FOR OLD MEN zur Altersdepression ist vielmehr das Ergebnis eines methodischen Zugangs. Und dieser sowie seine Ergebnisse richten sich auch nicht auf die Figur Sheriff Bell, sondern auf die Struktur des Films in seiner Gesamtheit und seine Wirkung auf Zuschauerinnen und Zuschauer.

In NO COUNTRY FOR OLD MEN geht es um den Killer Anton Chigurh, der ohne jeglichen ersichtlichen Sinn mordend durch Texas zieht. Sheriff Bell steht kurz vor seiner Pensionierung, in einem Voice Over zu Beginn des Films berichtet er von der Veränderung in der Art der Gewalt, die ihn umgibt. Außerdem sehen wir Llewelyn Moss, der Zeuge der Folgen eines Überfalls einer mexikanischen Gang wird und das dort zurückgelassene Geld auf die Seite schafft. Es gibt also drei, zum Teil miteinander verschlungene Erzählstränge: Chigurh mordet (wiederholt versinnbildlicht im Münzwurf: Er lässt den Zufall entscheiden, wen er am Leben lässt und wen nicht), Moss wird von den Mexikanern gejagt und aufgespürt, schließlich aber von Chigurh getötet, Bell versucht, Chigurh zu fassen und

Moss zu schützen. Der Film endet damit, dass Chigurh die Witwe von Moss tötet, danach aber durch einen Autounfall selbst schwer verletzt wird. Bell berichtet in der letzten Einstellung seiner Frau von einem Traum, in dem er seinem Vater gefolgt sei, der eine leuchtende Fackel getragen habe und voran gegangen sei.

Dem Film umgibt eine Gewalt und Schwere, auch das Narrativ mündet ja in eine Hoffnungslosigkeit und Sinnlosigkeit, der Killer hat kein Motiv, es gibt kein Entkommen, allenfalls den Zufall. Der Bezug zur Altersdepression findet sich zwar auch im bloßen Fakt von Bells bevorstehender Pensionierung und seinen Äußerungen darüber, dass die Welt nicht mehr so ist wie früher und wie er sie kennengelernt hat und verstehen kann, ebenso wie natürlich im Film-Titel. Das Entscheidende dürfte aber die Stimmung der Unentrinnbarkeit sein, die der Film vermittelt, sowie die schwer aushaltbare Gewalt, die sich auch in der Filmwirkung vermittelt – zum Beispiel, wenn zu Beginn des Films aus der Vogelperspektive extensiv gezeigt wird, wie der zwischenzeitlich inhaftierte Chigurh einen Polizisten mit seinen Handschellen-Ketten erwürgt. Der Film vermittelt uns, wie sich eine Altersdepression anfühlt und welche unaushaltbaren Gefühle sich auch in der therapeutischen Arbeit mit an Altersdepression leidenden Menschen vermittelt: Unverständnis, Unausweichlichkeit, Gewaltvolles. Es ist also nicht Bell, der uns zeigt, wie eine Altersdepression aussieht, sondern die Wirkung des Films insgesamt.

Wie lässt sich dies nun methodisch rekonstruieren?

2.1   Skizze der Methodologie der Psychoanalyse

Die Psychoanalyse gilt seit Sigmund Freud als Wissenschaft vom Unbewussten (vgl. zum Weiteren auch z. B. Storck 2018a, 2019a, 2024a). Ein spezifischer Beitrag Freuds liegt dabei darin, *dynamisch* Unbewusstes zu beschreiben, das heißt, Aspekte unseres Erlebens, die dem Bewusstsein als solche unzugänglich sind, weil sie mit unlustvollen Affekten (Angst, Scham, Schuldgefühle) verbunden sind.

2.1.1 Psychische Konflikte

Auf dynamische Weise ist etwas dann deshalb unbewusst, weil es zugleich mit unseren Wünschen zu tun hat. Diese führen jedoch in einen psychischen Konflikt: Sie sind mit lustvollen Gefühlen verbunden (es sind ja unsere Wünsche), aber zugleich mit unlustvollen (etwas an unseren Wünschen ängstigt uns oder ist uns peinlich).

Dieser psychische Konflikt, dass wir uns in unserem Erleben und Handeln einerseits gern mit etwas beschäftigen möchten, andererseits aber auch nicht, wird zu bewältigen versucht, indem die psychische Abwehr einsetzt. Am einfachsten lässt sich das am Beispiel der Verdrängung, dem wichtigsten unter den psychischen Abwehrmechanismen, beschreiben: Freuds Modell ist nahezu physikalisch. Wenn etwas mehr Unlust als Lust hervorzurufen droht, wird es vom bewussten Erleben ferngehalten, aus diesem herausgedrängt und unbewusst „gemacht". Verdrängung ist dabei kein einmaliger, punktueller Vorgang, denn das aus dem Bewusstsein Ausgeschlossene drängt, weil es eben auch mit lustvollen Gefühlen verbunden ist, zurück ins bewusste Erleben.

So entsteht ein Dynamismus aus verdrängenden und drängenden Kräften. Die Abwehr muss also permanent aufgewendet werden bzw. wird der Abwehrvorgang der Verdrängung durch weitere Abwehrmechanismen ergänzt, die hinzutreten. Ein Beispiel dafür kann die Verschiebung sein: Wir verschieben einen Wunsch (zum Beispiel einen aggressiven Wunsch, den wir gegenüber einer geliebten Person erleben) auf eine andere Person oder Situation (zum Beispiel unseren Chef). Auf diese Weise wird er etwas weniger ängstigend oder schuldbehaftet, sodass er, in dieser entstellten Form, ins bewusste Erleben eintreten kann.

Das heißt aber auch, etwas an unserem psychischen Erleben ist uns unzugänglich, aber entfaltet trotzdem bzw. gerade erst recht seine Wirkung. Deshalb spricht man in der Psychoanalyse vom dynamisch Unbewussten und deshalb spricht Freud (1917) davon, dass das Ich nicht Herr im eigenen Haus sei. Psychische Konflikte führen in solche Arten von sogenannten Ersatzbildungen. Das ist für sich genommen kein Anzeichen von psychischer Erkrankung. Diese und die Symptome, in denen sie bestehen, bemessen sich daran, welche „Lösungen" für psychische Konflikte gefunden werden können: Sind diese mit psychischem Leidensdruck verbunden und/oder schränken sie das Erleben oder Handeln von Betroffenen ein? Auch beispielsweise ein Zwangssymptom kann als ein Lösungsversuch verstanden werden, ein Symptom ist es, weil diese beste verfügbare Lösung für einen psychischen Konflikt dysfunktional ist, also das Erleben und Handeln einschränkt.

2.1.2 Struktur der Psyche

Neben Konflikten, die psychisch bewältigt werden müssen und es im Fall einer Symptombildung nicht können, lassen sich noch andere Aspekte des Psychischen beschreiben, die mit Gesundheit oder Krankheit zu tun haben. Man spricht von strukturellen Aspekten der Persönlichkeit, wenn es darum geht, auf welche psychischen „Fähigkeiten" jemand zugreifen kann, zum Beispiel die Regulierung intensiver Affekte oder die Fähigkeit, zwischen Selbst und Anderem unterscheiden zu können. Auch hier lassen sich Belastungen beschreiben, die mit der Entwicklung von Symptomen zu tun haben, zum Beispiel Schwierigkeiten mit der Impulskontrolle oder der Regulierung des Selbstwerts.

2.1.3 Das Unbewusste verstehen durch die Betrachtung von Übertragung und Gegenübertragung

Eine wichtige Frage in der klinischen Arbeit der Psychoanalyse betrifft nun die Zugangsmöglichkeit zu dynamisch unbewussten Aspekten des Erlebens. Sie lassen sich ja nicht einfach erfragen (auch nicht in ihrem Einfluss auf die Symptome einer Erkrankung), denn die Abwehr sorgt dafür, dass sie in ihrer Bedeutung unbewusst sind und bleiben.

Psychoanalyse besteht nicht darin, Patientinnen und Patienten deren Unbewusstes zu erläutern oder deren unbewusste Motive. Die Arbeit mit Unbewusstem besteht weder in einem schlichten „Raten" noch darin, aus einer Expertenposition überindividuelle Wahrheiten zu konstatieren. Der Zugang zum dynamisch Unbewussten wird gefunden, indem zum Gegenstand der Arbeit wird, was sich in der analytisch-therapeutischen Beziehung zeigt. Das führt zur Betrachtung der Methode der Psychoanalyse.

Der Zugang zu dynamisch Unbewussten wird über die Beziehung gefunden. Dazu sind die Begriffe Übertragung und Gegenübertragung entscheidend (Storck 2020a, 2024b).

Eine konzeptuelle Voraussetzung dafür besteht im Begriff des „Objekts", wie die Psychoanalyse ihn verwendet. Terminologisch stammt das aus der psychoanalytischen Triebtheorie, in der das Triebobjekt dasjenige ist, das psychisch „besetzt" ist, das heißt, auf das sich (Trieb-) Wünsche unterschiedlicher Art richten. Wenn also vom „Objekt" die Rede ist, geht es in der Regel um die Vorstellung anderer Personen (deren psychische Repräsentanz), zu der wir uns in Beziehung erleben.

Psychoanalytisch geht man davon aus, dass die Persönlichkeit aus Beziehungsvorstellungen „zusammengesetzt" ist, die die Folge von Interaktionserfahrungen mit anderen sind, welche gleichwohl „angereichert" werden durch Fantasien, Sehnsüchte etc. Interaktionen schlagen sich nieder in Beziehungsvorstellungen (Was erwarten wir von anderen? Wie sehen wir uns selbst in Beziehung zu Anderen?) und diese färben wiederum die Art und Weise, wie wir in neue Interaktionen eintreten oder wie wir über Beziehungen denken. Ständig aktualisiert sich etwas von unseren Beziehungsvorstellungen in unserem Erleben und Verhalten.

Darin besteht die Grundidee der Übertragung: Freud (1900) formuliert zunächst am Beispiel des Traums, wie sich aktuelle Eindrücke (sogenannte Tagesreste) dazu eignen, dass sich im Traum unbewusste Konflikte an diese „anheften" und ihre Intensität auf sie „übertragen". Damit ist gemeint, dass Aktuelles so etwas wie die Kostümierung oder Bebilderung mancher unserer wichtigen, aber vielleicht auch problematischen Seiten der Innenwelt ist.

Wenig später nutzte Freud (1905) diesen Gedanken auch für ein Modell des klinischen Arbeitens. Die Beziehung, die in der Therapie angeboten wird, eignet sich dazu, in ihr und mit ihr verinnerlichte Beziehungsmuster zu wiederholen, in Szene zu setzen. Das passiert zwar in allen anderen menschlichen Beziehungen auch, aber das Setting und die Haltung einer psychoanalytischen Behandlungsstunde eignet sich dazu, diese Prozesse zu intensivieren und somit genauer unter die Lupe zu nehmen. In Freuds Augen war das zunächst ein Hindernis für die Therapie, er erkannte aber auch den Charakter der Übertragung als ein „mächtiges Hilfsmittel" (a. a. O., S. 281) für das Verstehen und Verändern: Denn auf diese Weise zeigen sich unbewusste Konflikte oder unbewusste Aspekte des Erlebens von Selbst und Anderen und der Beziehung zu diesen – in der Therapie-Beziehung.

Die Übertragung ist etwas Allgemeines. Dass sich diese Phänomene zeigen, hat damit zu tun, dass vorangegangene Beziehungen immer die aktuellen färben (sie determinieren sie nicht, aber wir sind eben immer auch das Resultat unserer Erfahrungen). Das heißt also auch, dass sie aufseiten der Analytikerinnen und Analytiker ebenso auftauchen. Man spricht dann von der „Eigenübertragung" der Analytikerinnen und Analytiker. Davon ist konzeptuell die „Gegenübertragung" zu unterscheiden, worunter man die emotionale „Antwort" des Analytikers oder der Analytikerin auf die Übertragung versteht.

Diese bzw. dieser nimmt eine Haltung ein, die man „Bereitschaft zur Rollenübernahme" nennt (Sandler 1976), sie stellen sich also dafür zur Verfügung, dass mit ihnen etwas vom inneren Drama des Patienten oder der Patientin wieder aufgeführt werden kann, und so verstanden und verändert werden kann.

Das Verhältnis von Übertragung und Gegenübertragung sollte man sich dabei nicht so linear vorstellen, wie es klingen mag. Es ist eher irreführend anzunehmen, dass zuerst die Übertragung da wäre und die Gegenübertragung dann nur reaktiv darauf folgen würde. Aus diesem Grund spricht man vom szenischen Verstehen.

2.1.4 Szenisches Verstehen

Argelander (1967) oder Lorenzer (1970) haben herausgestellt, dass neben „objektiven" und „subjektiven" Daten auch „szenische" Daten in einer analytischen Behandlungsstunde übermittelt werden. Mit szenischen Daten ist das gemeint, was sich in der Szene zwischen Analytiker:in und Patient:in zeigt, zum Beispiel eine interpersonelle Atmosphäre von Konkurrenzkampf, Allianz, Misstrauen o. ä.

Szenische Daten werden szenisch verstanden, was Folgendes bedeutet: Mit Lorenzer kann man davon ausgehen, dass Patient:innen auf verschiedene Arten Szenen in eine Stunde einbringen. Manches sind Szenen aus der Biografie, manches sind Szenen aus der aktuellen Lebensrealität. Manches ist aber auch die Szene, die mit dem Analytiker oder der Analytikerin gerade entsteht. Szenen sind immer besondere, spezifische.

Es wird ferner davon ausgegangen, dass gerade im Fall einer psychischen Erkrankung, die das Erleben und Handeln einschränkt, diesen Szenen (oder vielen von ihnen) eine gemeinsame „Situation" (so Lorenzer) zugrunde liegt, ein situatives Grundgerüst, also etwas, das dafür verantwortlich ist, dass einzelne, partikulare Szenen ihre spezifische Form annehmen. Während Szenen spezifisch sind, ist eine Situation das abstrakt Allgemeine in unterschiedlichen Szenen.

Da unter den vielen verschiedenen Szenen nun auch solche sind, die mit dem Analytiker oder der Analytikerin entstehen, kann ein Zugang zu dynamisch Unbewusstem gefunden werden: Als Analytiker beobachte ich meine Eindrücke zur Szene zwischen mir und meinem Patienten oder meiner Patientin. Und ich gehe davon aus, dass es Anderen vermutlich oft ähnlich geht wie mir mit ihm oder ihr und auch ihm oder ihr mit Anderen so ähnlich geht wie mit mir. Die aktuelle Szene aus Übertragung und Gegenübertragung wird also zum Ausgangspunkt genommen, mittels szenischen Verstehens eine Idee dazu zu entwickeln, was die situative Struktur dieser und anderer Szenen sein könnte.

2.1.5 Deutung

Auf diese Weise wird eine Verstehenshypothese gebildet, eine Interpretation. Diese kann Einzug in verschiedene Formen therapeutischer Intervention erhalten. Die wichtigste unter diesen ist die Deutung, die in der Regel dynamisch Unbewusstes ansprechen soll (Storck 2022a).

Zwischen Interpretation und Deutung wird in der Psychoanalyse meist unterschieden. Eine *Interpretation* bringt etwas zusammen, versucht, eine Bedeutung einzusetzen, die verständlich macht, wie etwas entstanden ist. Eine *Deutung* im analytischen Sinn ist in der Tat „analytisch", d. h. zerlegend. Sie versucht, die Entstehungsbedingungen aufzulösen (also das Zustandekommen eines Symptoms), indem sie es in seine Einzelteile zergliedert. Sie fügt also nicht zusammen, sondern stellt etwas dar, auf das mit neuer Einsicht geantwortet werden kann.

Eine Interpretation muss nicht verbalisiert werden; unter einer Deutung versteht man immer die Verbalisierung bzw. Äußerung (die auch nicht-wörtlich erfolgen kann). Das Entscheidende an ihr ist ihre Wirkung auf den Prozess, also die Frage danach, was auf sie folgt. Darin bemisst sich ihr Wert bzw. kann man sagen, dass sie sich dadurch als „valide" erweist. Für sich genommen ist es nicht entscheidend, ob ein Patient oder eine Patientin auf die Deutung mit „ja" oder „nein" antwortet, sondern wichtig ist, ob auf eine Deutung mit neuen Einfällen oder der Zugänglichkeit zu zuvor unzugänglichen Affekten geantwortet werden kann.

Der analytische Prozess hat dann mit einem Durcharbeiten unbewusster Konflikte oder beeinträchtigter struktureller psychischer Fähigkeiten zu tun. Was ebenfalls durchgearbeitet wird, sind (Behandlungs-) Widerstände, also Hemmnisse gegenüber Veränderungsprozessen, die entstehen, weil die bestverfügbare „Lösung", in der Symptome bestehen, noch nicht aufgegeben werden kann.

Das Durcharbeiten von Konflikten und Beziehungsmustern findet angesichts von Übertragung und Gegenübertragung statt, auf diese Weise wird eine „korrigierende emotionale Erfahrung" in der Therapie-Beziehung gemacht: Veränderung geschieht durch Einsichtnahme in unbewusste Bedeutungen und dadurch, dass aus Wiederholungen im Erleben und Gestalten von Beziehungen neue Auswege gefunden werden können.

2.1.6   Psychoanalytische Haltung

Für all das bedarf es einer bestimmten Haltung. Diese ist beschrieben worden über die psychoanalytische „Grundregel" der gleichschwebenden Aufmerksamkeit. Damit ist gemeint, dass der Analytiker oder die Analytikerin sich ohne eine Vorab-Priorisierung (z. B. besonders dann aufmerksam zuzuhören, wenn es um die Mutterbeziehung geht...) dem widmen soll, was von Patient:innen-Seite berichtet wird. Was im einzelnen Fall von besonderer Bedeutung ist, steht nicht immer schon fest.

Diese Haltung ist nicht schlicht eine rational geleitete, sondern geht einher mit dem Bereitstellen einer emotionalen Resonanz für das, was in den Berichten mitschwingt, aber vielleicht (noch) nicht in Worte gefasst werden kann. Daher ist die psychoanalytische Haltung des Zuhörens und Sich-Einschwingens als „Reverie" beschrieben worden (manchmal übersetzt als „träumerisches Ahnungsvermögen") (vgl. z. B. Bion 1970). Reverie bedeutet, sich davon erreichen zu lassen, was patient:innen-seitig emotional-atmosphärisch in die Stunde eingebracht wird – was auch heißt, sich erschüttern lassen zu können, eigene Sicherheiten und Selbstverständlichkeiten (zum Beispiel theoretischer Art) zurückzustellen. Bion hat dies auf die, manchmal etwas absolut klingende, Formel „no memory, no desire, no understanding" gebracht, womit gemeint ist, sich nicht von dem, was man schon weiß, oder vom dem, was man wissen will, leiten zu lassen, sondern sich unmittelbar von dem erreichen lassen zu können, was einem begegnet.

Das verweist zugleich auf eine Zweiseitigkeit psychoanalytischen Verstehens: Zum einen geht es um das szenische Verstehen, das Einsetzen von Bedeutungen und ein gewisses Voranschreiten in einem Prozess des Erlangens von Einsicht. Zum anderen aber geht es auch um eine Suspension des bisher Gewussten und Verstandenen, um eine unmittelbare emotionale Erfahrung und Begegnung.

Zum Kern des psychoanalytischen Standardverfahrens kann also zusammengefasst werden: Es geht darum, sich über eine Reflexion des Beziehungsgeschehens (das verstanden wird als eine Aktualisierung verinnerlichter Muster) in der Therapie Einsicht in unbewusste konflikthafte Bedeutungen zu verschaffen. Etwas am Konflikt- und Beziehungsgeschehen wird durchgearbeitet, dazu dienen Deutungen, sodass Verstehen und Veränderung möglich werden.

2.2   Methodische Probleme und Lösungsversuche der Filmpsychoanalyse

Wie bereits erwähnt kann es in einem Transfer bzw. einer Anwendung der Psychoanalyse auf andere Bereiche als das Behandlungszimmer und klinische Prozesse von Verstehen und Veränderung nur um den Transfer der *Methode*, nicht um einen Transfer der Theorie gehen.

Das ist in der Geschichte der sogenannten Angewandten Psychoanalyse nicht immer so klar gewesen. Auch Versuche Freuds, psychoanalytisch etwas über Kunst (v. a. Literatur) zu sagen, wirken etwas ungelenk und theoriegeleitet. Eine Ausnahme stellt Freuds (1914) Untersuchung der Statue des Moses von Michelangelo in Rom dar. Hier vollzieht Freud einen Untersuchungsprozesse, nutzt die Wirkung der Statue auf ihn für das Entwickeln einer Verstehensidee.

Für den Transfer der in Abschn. 2.1 geschilderten Methode ergeben sich allerdings einige sehr grundlegende Probleme. Drei davon greife ich hier heraus und zentriere sie dabei bereits gesondert auf den Bereich Film:

- Kann man eine Entsprechung für Übertragungsprozesse auf der Ebene eines Films finden?
- Kann man die emotionale Antwort eines oder einer psychoanalytisch Interpretierenden auf den Film als Gegenübertragung bezeichnen?
- Kann es eine Entsprechung der Deutung geben, wenn das Gegenüber sich dadurch nicht verändert?

Bevor ich auf diese problematischen Fragen eingehe, kann einiges methodisch Unproblematisches festgehalten werden: Die psychoanalytische Haltung, wie sie außerhalb des Behandlungszimmers eingenommen werden kann, lässt sich relativ leicht beschreiben: Auch gegenüber einem Film kann einer Vorgabe gefolgt werden, Vorwissen zu suspendieren und sich einer unmittelbaren Seherfahrung auszusetzen. Das eigene Erleben gegenüber einem Film wahrzunehmen, dem kann leicht gefolgt werden.

Dazu ist es nötig, die psychoanalytischen Grundregeln beide auf die filmpsychoanalytisch interpretierende Person zu beziehen. Unter den psychoanalytischen Grundregeln versteht man klinisch die gleichschwebende Aufmerksamkeit des Analytikers oder der Analytiker sowie die freie Assoziation des Patienten oder der Patienten (d. h.: das Äußern der freien Einfälle ohne Vorauswahl). Beides gilt in der filmpsychoanalytischen Herangehensweise für denjenigen oder diejenige, die sich dem Film methodisch nähert: Aus einer Haltung der gleichschwebenden Aufmerksamkeit lässt man die eigenen freien Einfälle/Assoziationen zum Film gelten, schenkt diesen Beachtung. Auf der Ebene dieser Haltung ist ein Transfer aus dem Behandlungszimmer gut zu vollziehen.

2.2.1 Übertragung und Film

Ein wichtiger Teil psychoanalytischen Verstehens hat nun allerdings mit der „Beziehungsgeschichte" des Gegenübers, also v. a. eines Patienten oder einer Patientin, zu tun. Dass sich etwas (Unbewusstes) in der Therapie-Beziehung in Szene setzt, aktualisiert, ist entscheidend für Verstehensversuche und - möglichkeiten. Der Gedanke dabei lautet, wie dargestellt: Beziehungserfahrungen schlagen sich in Beziehungsvorstellung nieder, einige davon sind unbewusst und insbesondere diese geben dem Geschehen in der Therapie-Beziehung eine Form und einen Inhalt. Das ist es ja, was das Übertragungskonzept auf den Begriff bringt.

Was passiert nun, wenn man es mit einem Film als Gegenüber zu tun hat? Ein Film ist kein menschliches Gegenüber mit einer psychischen Entwicklungsgeschichte. Der Film hat keine „signifikanten Anderen", keine primären Bezugspersonen gehabt, er ist nicht das Kind anderer Menschen und seine „Persönlichkeit" ist nicht aus seinen Beziehungsvorstellungen zusammengesetzt. Demzufolge könnte man nicht sagen, dass er unbewusste problematische Beziehungserfahrungen aktualisiert, wenn er in neue Beziehungen eintritt.

Nun könnte man einwenden, dass das zu konkretistisch gedacht ist: Der Film ist doch etwas, das seine Beziehung zu seinen kreativen „Elternfiguren" abbildet. Ist nicht ein Regisseur oder eine Regisseurin die „primäre Bezugsperson" eines Films? Oder ein Drehbuchautor, eine Drehbuchautorin?

Erstens kann dagegen wiederum eingewendet werden, dass nicht jeder Film das Produkt nur einer Person ist – in aller Regel wirken sehr viele Menschen kreativ daran mit, dass ein Film seine jeweilige Form und Wirkung hat, selbst noch im sogenannten Autorenkino kommt die Leistung der Schauspielerinnen und Schauspieler hinzu, die Kunst des Kinematografen oder der Kinematografin u. a. Die Beziehung zu wem sollte es dann sein, die den Film zu dem werden lässt, was er beziehungslogisch ist?

Und zweitens kann eingewendet werden, dass es trotzdem allem doch ein Unterschied ist, ob wir einen Menschen und seine Beziehungsbiografie betrachten oder einen Film und den Einfluss kreativer Menschen auf ihn im Entstehungsprozess. Würde man davon sprechen, dass ein Film durch den Einfluss eines gewaltvollen Regisseurs traumatisiert worden ist? Das wäre gegenüber traumatisierten Menschen doch eher zynisch.

Es zeigt sich also: Davon zu sprechen, dass ein Film Übertragungen auf Zuschauer:innen entwickelt, die das Resultat seiner eigenen Beziehungserfahrungen sind, ist konzeptuell und methodisch nicht ganz stimmig. Aber: Der Film hat eine Struktur, die Wirkungen erzielt. Es ist also methodisch gesehen eher ein Problem der Terminologie als der Anwendbarkeit. Auch der Struktur des Films gegenüber kann eine psychoanalytische Erkenntnishaltung eingenommen werden, die es erlaubt, etwas über manifeste und latente Bedeutungen zu sagen – nur eben stärker von der Wirkung auf die Betrachtenden ausgehend als von der Entwicklungsgeschichte des Films her gedacht. Der Film überträgt nicht, aber er wirkt auf uns und dies durchaus beziehungshaft.

2.2.2 Gegenübertragung und Film

Das zweite oben genannte Problem betrifft die Frage, ob die eigene emotionale Reaktion oder sich einstellende Fantasien angesichts eines Films als Gegenübertragung bezeichnet werden kann. Zunächst einmal ist das mit dem ersten Problem verbunden. Wenn man die Struktur des Films und die daraus erwachsene Wirkung nicht als Übertragung verstehen kann, dann kann auch die Antwort auf ihn nicht als Gegenübertragung bezeichnet werden. Beides ist ja miteinander verbunden, ruft einander wechselseitig hervor.

Eine mögliche Antwort auf dieses Problem kann darin liegen, dann statt dessen von einer „Eigenübertragung" der interpretierenden Person auf den Film zu sprechen: Ich erlebe einen Film und seine Figuren vor dem Hintergrund meiner eigenen Beziehungserfahrungen und das leitet meine Identifizierungen mit Norman Bates, dem Joker oder Erin Brockovich.

Natürlich passiert das. Aber Filmwirkung geht darüber hinaus, dass wir letztlich nur angesichts des Films auf unsere eigene Innenwelt antworten (es wirft allerdings die Frage der erforderlichen Selbsterfahrung als Voraussetzung für eine methodisch geleitete Filminterpretation auf).

Daher muss das Problem der Gegenübertragung noch auf eine andere Weise adressiert werden. Filme entfalten eine Wirkung, aufgrund ihrer Struktur (Narrativ, Figuren und ihre Konstellation, filmische Einstellungen und Perspektive, Musik, Farbgebung, des Schnitts u. v. m.). Diese Wirkung ist nicht beliebig und bleibt auch nicht auf das Narrativ beschränkt. Dass in einem Film der Protagonist ohne Mutter aufwächst, sagt uns noch nicht viel darüber, wie der Film auf uns wirkt, seine Wirkung beschränkt sich nicht darauf, dass wir gemäß unserer eigenen Mutter-Beziehung emotional auf ihn reagieren.

Das heißt, die Wirkung des Films entfaltet sich „auf" uns, wir antworten mit Emotionen, Einfällen, Fantasien usw. auf ihn. Diese müssen nun nicht „Gegenübertragung" genannt werden, um zu kennzeichnen, dass sie filmspezifisch (und nicht interpret:innen-spezifisch) sind, oder um sie zum Ausgangspunkt einer psychoanalytischen Interpretation zu machen.

Wir können das tun, weil unsere emotionale Antwort auf den Film eine besondere ist. Eine Begegnung mit einem Film (wie mit Kunstwerken überhaupt) kann als eine quasi-intersubjektive Begegnung verstanden werden, insofern sie so erlebt wird, als ob wir es darin mit einem subjektiven Gegenüber zu tun hätten, der absichtsvoll etwas mit uns „anstellt", also zum Beispiel uns provoziert, anrührt, abstößt u. a. Verschiedentlich ist vom Kunstwerk als einem Quasi-Subjekt gesprochen werden (im Anschluss an Hegel z. B.: Bergande 2007; vgl. psychoanalytisch auch: Soldt 2009; Soldt & Storck 2008) bzw. als einer Quasi-Person (Schneider 2008). Das eröffnet methodische Möglichkeiten für die Psychoanalyse. Die „willful suspension of disbelief" (Coleridge) der Filmpsychoanalyse besteht darin, die eigene emotionale Reaktion daraufhin zu befragen, durch welche Art von Beziehung zu welcher Art von Gegenüber sie hervorgerufen wird (vgl. a. Storck 2020b). Ich werde weiter unten darauf im Hinblick auf die Frage „Mit welcher Art von Objekt habe ich es in der Begegnung mit diesem Film zu tun?" zurückkommen.

Ein Beispiel für den Umgang mit diesen ersten beiden Problembereichen (Bildet ein Film Übertragungen aus? Ist unsere emotionale Antwort auf ihn eine Gegenübertragung?) lässt sich in Michael Hanekes Film FUNNY GAMES (1997/ 2007) finden. Im Film begleiten wir eine Kleinfamilie (Mutter, Vater und etwa 12jähriger Sohn) in ihr Sommer-/Ferienhaus. Dort klingeln nach kurzer Zeit zwei junge Männer aus der Nachbarschaft an der Haustür, um sich Eier zu leihen. Bald wird daraus eine Szenenabfolge aus Gewalt, Gefangenhalten und Folter. Die beiden jungen Männer quälen die Familienmitglieder, die nicht entkommen können. Selbst noch, als es gelingt, einen der Folterer zu erschießen, spult der andere den Film(!) zurück und verhindert so die Tat. Am Ende werden alle Mitglieder der Familie getötet sein.

Der Film ist quälend, nahezu unaushaltbar anzusehen. Zum einen, weil die Familie so sehr ausgeliefert ist und wir in teils sehr langen Szenen daran teilhaben. Es gibt kein Entkommen und mehr und mehr schwindet die Hoffnung. Zum anderen, und das ist vielleicht der noch entscheidendere Punkt für die quälerische Wirkung, werden wir aber auch auf ungekannte Weise in eine weitere identifikatorische Position gedrängt, nämlich in die der Killer. Diese sind eigenschaftslos, ihr Handeln folgt keinem erkennbaren Motiv, sie sind wir eine weiße Wand. Und zugleich werden wir hineingezogen, etwa wenn uns einer der Killer, mit direktem Blick in die Kamera (also in einem Durchbrechen der vierten Wand) anspricht und fragt, was er als nächstes tun solle. Wir bekommen einen Spiegel vorgehalten, sind mit einer Identifizierung konfrontiert, die wir nicht wollten, gegen die wir uns aber auch nicht wehren können. Zum einen entfaltet FUNNY GAMES also in dieser Weise eine Wirkung auf uns, gegen die wir uns nicht wehren können (es hat nichts mit unserer Eigenübertragung zu tun bzw. allenfalls nachrangig), zum anderen erleben wir intensive Gefühle. Und wir haben es mit einem quälenden Objekt zu tun, der Film quält uns doppelt: in unserer Identifizierung mit der Familie und der erlittenen Gewalt, aber auch in unserer Identifizierung mit der ausgeübten Gewalt auf der anderen Seite.

2.2.3 Deutung und Film

Ich hatte als ein drittes Problem des Methodentransfers oben angeführt, dass fraglich ist, ob die psychoanalytische Arbeit an und mit einem Film sinnvollerweise als Deutungsarbeit bezeichnet werden kann. Oben hat sich gezeigt: Deutungen sollten prozessual verstanden werden, sie bestimmen sich in ihrer Triftigkeit oder Validität über ihre Wirkung auf den weiteren Prozess – was nicht zuletzt bedeutet: An einer Deutung ist entscheidend, was im Anschluss daran anders werden kann.

Psychoanalytisches Arbeiten bedeutet, dass sich jemand – zum Beispiel im Verhältnis zu unbewussten Aspekten des Erlebens – verändert. Einsicht ist möglich, Strukturen haben sich verändert usw.

Passiert das nun auch mit einem Film, den ich interpretiere und psychoanalytisch betrachte? Zunächst einmal: Selbstverständlich nicht. Der Film (wenn man darunter nicht nur das Drehbuch oder die Besetzung versteht und die konkrete Realisierung eines Films davon trennt, was in der Regel, anders als im Theater, ja auch nicht geschieht) bleibt derselbe, egal wer ihn wie interpretiert. Meine Deutung ist ihm egal, er wird dadurch nicht einsichtsreicher oder verändert seine Struktur.

Auch hier kann man zunächst einmal einwenden: Aber meine auf die eigene Deutung folgende erneute Seherfahrung wird nicht dieselbe sein. Der Film wird seine Wirkung auf mich anders entfalten, vielleicht wird es sogar eine andere sein, wenn ich ihn wiederholt ansehe. Das ist aber einerseits eine Trivialität: Zum einen sehe ich einen Film anders, wenn ich weiß, wie er ausgeht und aussieht. Zum anderen färben natürlich meine eigenen Gefühle und Ideen zu einem Film eine weitere Sichtung.

Weiterführend ist es hier allerdings, die Unterscheidung zwischen Interpretation und Deutung aufzunehmen (vgl. a. Storck 2017a, 2018b). Die *Interpretation*
ist das Ergebnis eines (szenisch ausgerichteten) Verstehensprozesses, sie kann
innerlich oder privat bleiben. Die *Deutung* ist die Verbalisierung von etwas, das
dem Ziel einer Wirkung auf den Prozess, das Offenlegen von Mechanismen der
Entstehung eines Phänomens, und sie wird jemandem entgegengehalten, der sich
dadurch verändert.

Jede methodisch getragene Verstehensidee, die ich zu einem Film und seiner
Bedeutung entwickele, kann als Interpretation bezeichnet werden. Sie wird dann
zu einer Deutung, wenn ich sie „ausspreche", sie jemandem entgegenhalte, der
darauf reagiert.

Für die Angewandte (Film-) Psychoanalyse ist dieser „jemand" dann aber eben
weder ein Individuum, noch der Film, sondern eine soziale Gruppe (z. B. Kinobe-
sucher:innen in Deutschland). Während in der klinischen Psychoanalyse einem
Individuum eine Deutung gegeben wird, die auf dessen (individuelles) Unbewusstes wirken soll, dann ist es in der Angewandten Psychoanalyse eine soziale
Gruppe, der eine Deutung gegeben wird, die auf gesellschaftlich Unbewusstes
wirkt.

2.2.4   Individuelles und Soziales

Dazu ist ein kurzer Exkurs erforderlich. Anwendungen der Psychoanalyse jenseits
des Behandlungszimmers oder der Psychologie des Individuums stehen vor dem
Problem, dass das Begriffsgefüge der Psychoanalyse sich in weitem Teilen auf
Individuen bezieht. Das zeigt sich in Freuds Kulturtheorie, in der die Stärken eben
nicht darin liegen, von einem Über-Ich der Gesellschaft o. ä. zu sprechen, sondern
darin zu beschreiben, wie Soziales auf das Individuum wirkt (und umgekehrt).
Besonders stark zeigt sich diese Schwierigkeit bei der Frage des Verhältnisses
von Gesellschaft und Unbewusstem. „Die" Gesellschaft hat kein Unbewusstes,
denn sie ist kein Individuum, kein Subjekt mit einer Beziehungsgeschichte, mit
Wünschen, die in Konflikte führen und verdrängt werden.

Aber sie wird von Individuen (und Institutionen) gebildet, sie ist ja keine
statische Größe, in die sich Einzelne schlicht hineinbegeben würden. Und sie
wirkt auf die Individuen und dies in überindividueller Weise. Anders gesagt:
Psychische Konflikte, Abwehrmechanismen und Unbewusstes sind Wege, ein
Individuum zu beschreiben. Was in Konflikte führt und Abwehr mobilisiert, kann
aber von verschiedenen Individuen geteilt werden bzw. auf diese in einer Weise
wirken, dass dieselben individuellen Prozesse eintreten und sich dieselben Folgen

im Hinblick auf das Verhältnis von bewusst und unbewusst ergeben. Daher kann man sagen: „gesellschaftlich unbewusst" sind diejenigen Aspekte des individuellen Lebens, die für alle Mitglieder einer sozialen Gruppe aufgrund derselben Wirkungen unbewusst sind (bzw. werden) (vgl. a. Erdheim 2013).

Ein Beispiel dafür ist die von Alexander und Margarete Mitscherlich (1968) in ihrem Buch „Die Unfähigkeit zu trauern" beschriebene Schuld- und Trauer-Abwehr der deutschen Bevölkerung nach Ende des zweiten Weltkriegs und dem Niedergang von Nazi-Deutschland. „Gesellschaftlich unbewusst" war die Funktion des Aufschwungs, des „Wirtschaftswunders" in seiner Bedeutung für abgewehrter Schuld angesichts deutscher Massenvernichtung, Kriegsführung etc. (durch ein immerhin demokratisch gewähltes und nicht gestürztes Regime). Hier ist nicht „der" Gesellschaft etwas unbewusst, aber den Mitgliedern der Gesellschaft aufgrund derselben Wirkungen und Dynamiken.

Filme als kulturelle Produkte (und das gilt dann für „Paw Patrol" ebenso wie für den Arthousefilm) bilden etwas von den gesellschaftlichen Verhältnissen ab, vermittelt über diejenigen, die an ihm mitwirken, aber natürlich auch über eine „Film-Szene", in der etwas zum Ausdruck gebracht wird und etwas anderes nicht. In ihnen bildet sich etwas im Verhältnis von Individuum und Gesellschaft ab.

An dieser Stelle ist entscheidend: Eine filmpsychoanalytische Interpretation wird dann zur Deutung, wenn sie der Gesellschaft bzw. einer sozialen Gruppe, die einen Teil davon bildet und repräsentiert, gegenüber geäußert wird – in einem Vortrag, einer Publikation o. ä. Erst dann kann sie wirken und potenziell ihrem verändernden, emanzipatorischen Charakter gerecht werden. Ich werde auf diese Frage im Hinblick auf „Welches sind mögliche latente Strukturen in einem Film?" zurückkommen.

2.3 Gängige methodische Vorgehensweisen

Ich werde nun zunächst eine Einordnung in drei psychoanalytische Zugangsweisen zu Filmen vornehmen. Dabei wird sich der wirkungsbezogene Ansatz als am besten geeignet herausstellen und ich werde daher in einem nächsten Schritt einige gängige Vorgehensweisen in der psychoanalytischen, wirkungsbezogenen Betrachtung von Filmen vorstellen. Nicht alle folgende den bisher erörterten Lösungen für auftretende methodische Probleme in derselben Weise wie von mir vorgeschlagen. Im Durchgang durch sie erhält der daran anschließend vorgestellte eigene Ansatz allerdings weiteren Input und ist dadurch in weiten Teilen beeinflusst.

Ich werde zunächst als einen allgemeinen Rahmen der Filmpsychoanalyse den Bereich der Gesellschafts- bzw. Ideologiekritik vorstellen (Lorenzer, Žižek, Schmitt). Danach werde ich einige der genauer ausformulierten filmpsychoanalytischen Zugänge (McGowan, Zeul, Schneider, Zwiebel, Hamburger und König) skizzieren sowie den interdisziplinären Charakter der Filmpsychoanalyse herausstellen, indem ich einige filmwissenschaftliche bzw. für sich genommen bereits stärker interdisziplinäre Zugänge ein (Blothner, Stiglegger) einbeziehe. Schließlich werde ich auf einige weitere Hinweise aus psychoanalytischer Richtung (Reiche, Danckwardt, Soldt) eingehen.

2.3.1 Drei psychoanalytische Zugangswege zum Film

Wie auch Schneider (2008) zusammenträgt, lassen sich drei Gruppen psychoanalytischer Zugänge zu Filmen unterscheiden:

1. Die Betrachtung der Regisseur:innen- bzw. Autor:innen-Persönlichkeit durch eine Analyse des Films
2. Die Analyse der Psychologie einzelner Figuren in einem Film
3. Die Wirkungsanalyse im Hinblick auf die Rezipierenden

Der erste Zugang versucht sich daran, anlässlich eines Films etwas über die **Motive des Regisseurs oder der Regisseurin** auszusagen. Dieses Vorgehen setzt notwendigerweise darauf, den Film im Wesentlichen als das Werk einer Person zu betrachten. Ein eher unrühmliches Modell dafür findet sich in Freuds (1928) Überlegungen zu Dostojewskij und dem Motiv der Vatertötung.

Nur: Was ist beispielsweise über Alfred Hitchcock als Person angesichts seines Films DIE VÖGEL (1963) anderes zu sagen, als dass er sich ein Szenario erdacht hat, in dem die Ankunft einer jungen Frau und deren Flirt mit einem ortsansässigen jungen Mann mit enger Mutterbeziehung dazu führt, dass unerklärlicherweise Vögel alle Menschen attackieren? Anlässlich des Films lässt sich nichts über Hitchcock sagen, als dass dieses Thema und seine Inszenierung ihn offenbar ausreichend stark interessiert hat.

Und selbst wenn man hinzuzieht, dass auch der Protagonist in PSYCHO (1960) eine besondere Beziehung zu seiner Mutter hat, kann nurmehr gesagt werden, dass oft Mütter eine Rolle in Hitchcock-Filmen spielen. Um psychoanalytisch Aussagen über Regisseur:innen und deren Persönlichkeit zu tätigen, müsste man sie befragen. Die Methode der Psychoanalyse kommt dann zum Tragen, wenn man in eine Beziehung zu seinem Untersuchungsgegenstand tritt. Eine

Einschränkung kann allerdings gemacht werden: Filmpsychoanalyse ist interdiszi-plinär. Von Seiten der filmwissenschaftlichen Perspektive können Informationen über Regisseur:innen und deren Werk oder Biografie natürlich einbezogen wer-den, dann aber wird der psychoanalytische Zugang bereits erweitert. Weiter unten werde ich auf eine Folgerung daraus eingehen.

Der zweite Zugang versucht sich an der **Figurenpsychologie**. Das kann in illustrativer Absicht geschehen. Der zweite Fall liegt vor, wenn Filme und Fig-uren etwa dazu genutzt werden, anschaulich zu machen, worin es beispielsweise bei einer Schizophrenie-Erkrankung geht, d. h. „wie jemand dann ist". Wir kön-nen den Protagonisten in DAS WEIßE RAUSCHEN (2001; Regie: Hans Weingartner) betrachten und bekommen einen Eindruck von paranoiden Ängsten. Viele Sam-melbände, zum Beispiel Möller und Döring (2010), nutzten dies. Eingeschränkt ist zu sagen, dass es sich dabei dann oft nicht um einen in engerem Sinn methodischen Zugang handelt, es wird filmpsychoanalytisch nichts Neues her-ausgefunden, sondern ein Teil des Films, meist stark am Narrativ orientiert, zur Veranschaulichung von etwas genutzt, was außerhalb des Films liegt.

Der figurenpsychologische Zugang kann aber auch methodisch erfolgen. Das beziehungshafte Moment der psychoanalytischen Methode kann hier prinzipiell einbezogen werden, denn natürlich können wir uns vorstellen, wir würden, sagen wir mal, dem Protagonisten aus Todd Phillips Film JOKER (2019) begegnen und können unsere emotionale Reaktion auf diese Vorstellung beobachten oder fragen, welche Art von Szene sich zwischen uns und ihm herstellt.

Nur: Hier ist der Joker ein Element eines filmischen Zusammenhangs. Man kann ihn nicht herauslösen aus Einstellungen, Szenen (und damit Beziehungen zu anderen Figuren) und wir können über ihn schlicht nur wissen, was der Film uns zeigt, also was Teil der filmischen, nicht der individuellen Inszenierung ist. Wir sind nicht Teil des Films und stehen dem Joker als Figur gegenüber, sondern das ist nur für JOKER als Film, also als Gesamtkunstwerk der Fall. Unsere Beziehung zum Joker als Figur ist davon geprägt, welche andere Figuren uns wie gezeigt werden, wie Szenen gestaltet sind usw.

Methodisch geleitet können wir also gar nicht der einzelnen Figur gegenüber stehen und unsere Beziehung zu ihm reflektieren, sondern es kann nur der Film unser Gegenüber sein, nur zu ihm stehen wir in Beziehung.

Der dritte Zugang schließlich ist die **Wirkungsanalyse**. Methodisch konse-quent wird hier auf psychoanalytische Weise der Film als Gegenüber verstanden, zwischen ihm und uns entstehen Szenen, die von emotionalen Wirkungen und Einfällen geprägt sind. Die quasi-intersubjektive Beziehung ist die zwischen uns und dem Film. Und dann ist es eben auch nicht die einzelne Figur, die uns berührt oder ängstigt, sondern der Film, der es tut, u. U. vermittels der Art und Weise, wie eine Figur gezeigt wird oder handelt. Der Film kann dann noch anders als über die Figuren allein (oder isoliert) eine beziehungshafte Wirkung erzielen – zum Beispiel dann, wenn uns die filmische Struktur von Alain Resnais' HIROSHIMA, MON AMOUR (1959) etwas von der traumatischen Wirkung vermittelt, die mit dem zweiten Weltkrieg bzw. dem Abwurf einer Atombombe verbunden ist. Mehr noch als über die (traumatisierte) weibliche Hauptfigur zeigt dieser Film uns dies vermittels seiner zerrissenen, desorientierenden Struktur.

Der wirkungsanalytische Ansatz wird in methodisch geleiteter Filmpsychoanalyse heutzutage am häufigsten eingesetzt. Er lässt sich zudem am besten mit filmwissenschaftlichen Aspekten der Filmbetrachtung verbinden.

Das lässt sich an einem weiteren Beispiel gut zeigen. Sebastian Schippers Film VICTORIA (2015) hat vor allen Dingen dadurch eine hohe Aufmerksamkeit erhalten, dass er ohne Schnitte auskommt. Es ist ein 140-minütiger Film, der quasi „in Echtzeit" gespielt und gedreht wird.

Die junge Spanierin Victoria tritt im nächtlichen Berlin auf vier junge Männer: Sonne, Boxer, Fuß und Blinker. Nach einiger Zeit stellt sich heraus, dass Boxer während eines zurückliegenden Gefängnisaufenthaltes einen Deal eingegangen ist, in dem er nun seinen Teil ableisten muss: einen Bankraub. Da Fuß zu betrunken ist, fragen die anderen Victoria, ob sie sie begleitet, weil vier Personen nachgefragt worden sind. Der Bankraub findet statt, mit Victoria als Fahrerin des Fluchtautos. Allerdings werden sie von der Polizei entdeckt und verfolgt, bei einer Schießerei werden Boxer und Blinker angeschossen, Sonne und Victoria fliehen in ein Hotel, aber es stellt sich heraus, dass auch Sonne eine Schussverletzung erlitten hat, an der er schnell verstirbt. Victoria geht am Ende mit dem erbeuteten Geld in einer Plastiktüte die Straße hinunter.

Der Film entwickelt eine besondere Wirkung. Das Fehlen von Schnitten führt dramaturgisch dazu, dass viel improvisiert werden muss: zum einen, weil zwischendurch nicht ins Dialog-Drehbuch gesehen werden kann, zum anderen, weil Zeit eben durch Unterhaltungen überbrückt werden muss (zum Beispiel während einer Autofahrt).

Das Fehlen von filmischen Schnitten führt aber auch zu einer enormen Spannungshaftigkeit: Die emotionale Intensität des Films wird nicht portioniert, wir erhalten quasi die komplette Ladung und sind viel näher dran an den Figuren und Geschehnissen als sonst. Wir *sind* die Kamera, ohne Distanz und Moderierung einer solchen Identifizierung, die sonst geschehen würde, wenn im Film ein Sprung entsteht, den es so ja nicht geben könnte, wenn wir am Geschehen direkt teilnehmen könnten. Die Wirkung von VICTORIA ist also weniger deshalb heftig, weil das Narrativ intensiv ist (einen Banküberfall und eine Verfolgungsjagd – das gab es ja auch vorher schon) oder weil wir mit Victoria mitfiebern, die unerwartet in etwas hineingezogen wird. Sondern sie ist heftig, weil wir in Identifizierung mit der Kamera mit dabei sind – die Distanzierungsmöglichkeit, die wir in anderen Filmen dadurch haben, dass es einen Szenenwechsel gibt, den wir nicht selbst durch die Veränderung der Blickrichtung oder eine andere Bewegung vollziehen, wird uns genommen.

Ich komme nun im Weiteren zur Vorstellung spezifischer Ansätze, bei denen der wirkungsbezogene Ansatz im Zentrum steht.

2.3.2 Die Spannung zwischen Individuum und Gesellschaft: A. Lorenzer

Die Streaming-Serie THE DEUCE (2017–2020; showrunners: David Simon & George Pelecanos) porträtiert die 42th Street in New York City zwischen 1971 und 1984 (vgl. a. Storck 2020b). Es geht um den Wandel von Sexualität als „Ware" in Gestalt der Prostitution auf der Straße und in „Massage Salons" sowie das Aufkommen des (legalisierten) Pornofilms. Zugleich geht es um den Wandel der Gegend rund um den Times Square im Hinblick auf das, was man einige Jahrzehnte später als Gentrifizierung bezeichnen wird. Anders gesagt: Es geht immer auch um (Handlungs-) Macht.

Die Serie, erdacht u. a. von David Simon (schon für The Wire hochgelobt für eine filmische Form der Analyse mikrogesellschaftlicher Strukturen), erzählt anhand von mit großer Tiefe versehenen Charakteren eine Geschichte von Unausweichlichkeit: Immer wieder sehen wir Treppen, Aufgänge, Aufzüge und immer wieder verlassen Figuren New York City, aber alle kehren zurück, letztlich gelingt kein wirklicher Auf- oder Ausstieg: „They can never go home", sagt eine der Nebenfiguren lapidar über die Versuche einzelner Zugezogener, NYC wieder zu verlassen.

Der Wandel ist einer der *Strukturen,* nicht der Figuren. Wir sind als Zuschauer:innen weitgehend „drin" im Mikrokosmos. Zwar ist leicht erkennbar, dass es z. B. um den Vietnamkrieg geht, um die (Il-) Legalität von Homosexualität, um HIV und anderes, aber wir sehen das aus der Perspektive der Figuren. Und aus dieser gibt es immer wieder auch Anflüge einer Logik von „die da oben", mehr als ein Mal als „the money people" bezeichnet, vor allem verkörpert in New York Citys Bürgermeister Ed Koch, der den Times Square „sauber" halten will (um Immobilieninvestoren oder Touristen anzuziehen).

In einer psychoanalytischen Interpretation lässt sich zeigen, inwiefern ein „die da oben" ein vermeintlicher Ausweg sein kann, mit der Macht- oder Aussichtslosigkeit umzugehen. Auch wenn es ohne Zweifel Machtdynamiken und auch individuellen Machtmissbrauch gibt, fungiert die je individuell gefundene Erklärung, diese oder jene „money person" steuere gesellschaftliche Entwicklungen, als eine Art von Verschleierung gesellschaftlicher Mechanismen.

Der Psychoanalytiker und Soziologe Alfred Lorenzer (während der letzten Jahre wegen seiner erst sehr spät bekannt gewordenen NSDAP-Mitgliedschaft als junger Mann in Misskredit geraten) entwirft eine „materialistische Sozialisationstheorie" (Lorenzer 1972), in der er die Entwicklungspsychologie der Psychoanalyse in gesellschaftliche Verhältnisse einbettet. Er formuliert ferner die Methodologie der Psychoanalyse als szenisches Verstehen (1970), was es ihm auch ermöglicht, in einem Transfer der klinischen Methode der Psychoanalyse eine „tiefenhermeneutische Kulturanalyse" zu formulieren (1986).

In diesem Ansatz ist die Annahme entscheidend, dass Individuum und Gesellschaft in einem grundlegenden Spannungsverhältnis stehen. Im Einklang mit Freud kann man sagen, dass gesellschaftliche Verhältnisse notwendigerweise zu einem individuellen Triebverzicht führen, zu Abwehr- bzw. Verdrängungsprozessen. Während diese bei Freud allerdings noch im Wesentlichen darüber begründet werden, dass die Sozialität des Menschen seiner Triebnatur zuwider läuft (egoistische Wünsche müssen manchmal den „Umweg" über die Kollaboration nehmen, um verwirklicht werden zu können), sind sie bei Lorenzer deshalb unausweichlich, weil gesellschaftliche Verhältnisse Macht ausüben – gesellschaftlich wird zum Beispiel vorgegeben, was als tolerabel und was als verpönt gilt, welche Rolle und Funktion vom Individuum erwartet, diesem aufoktroyiert werden.

Individuelle und gesellschaftliche Interessen sind in diesem Sinn nicht dieselben. Da Individuum und Gesellschaft qua individueller Sozialisation nun aber einander nie komplett gegenüberstehen können, gibt es ein nicht-identisches Moment in der Subjektivität, Entfremdung kann immer auch als Teil des Individuums gedacht werden, ist nicht nur ein Merkmal seines Verhältnisses zur Gesellschaft.

Kunstwerke, aber auch religiöse oder andere rituelle Praktiken zeigen etwas davon. Am Beispiel Film gesprochen: Er ist das Erzeugnis sozialisierter Personen, trägt also die Spuren von deren Nicht-Identität in sich, und ist selbst ein Kulturprodukt, das heißt eingebunden in widersprüchliche Strukturen von Freiheit und Repression.

Daraus lässt sich mit Lorenzer folgern, dass Filme in ihrer Struktur, ihrer Mach-Art, den Widerspruch zwischen Individuum und Gesellschaft in sich tragen.

In ihrer Wirkung auf Rezipierende entfaltet sich etwas davon und zwar in Gestalt sogenannter „Irritationen". Etwas an der filmischen Wirkung reißt uns aus

der gleichschwebend aufmerksamen Betrachtung heraus, weil es besonders affektiv verdichtet, besonders unverständlich oder eben anderweitig irritierend ist. Dies
ist jeweils ein Hinweis auf eine Differenz bzw. Nicht-Identität von manifester und
latenter Bedeutung.

In der von Lorenzer begründeten methodischen Vorgehensweise einer tiefenhermeneutischen Kulturanalyse geht es dann darum, in einer Interpretationsgruppe Irritationen und probeweise Bedeutungen zu finden. Das Ergebnis eines
solchen Vorgehens ist eine Einsicht in das, was gesellschaftlich-kulturell aus dem
Kanon bewusster, anerkannter Bedeutungen ausgeschlossen bleiben muss. Daher
kann das Vorgehen als Praxis der Kulturkritik angesehen werden.

2.3.3 Film und Ideologiekritik: S. Žižek, W. M. Schmitt

Der Psychoanalytiker und Philosoph Slavoj Žižek geht in seiner Betrachtung von
Politik, Gesellschaft und Kultur von einer Verwendung der Hegel'schen Philosophie und der strukturalen Psychoanalyse Lacans aus. Bei ihm ist eine bestimmte
Konzeption von Ideologie zentral, in welcher angenommen wird, dass Ideologien (hier am ehesten zu verstehen als: (verdeckte) Überzeugungen und Werte
auf einer überindividuellen Ebene) nur dann produziert werden können, wenn es
zugleich auch einen Rest, ein Nicht-Identisches darin gibt, durch das sie gestützt
und getragen werden und deren Wirkung sie aber selbst verschleiern.

Im Film THE PERVERT'S GUIDE TO IDEOLOGY aus dem Jahr 2012 erläutert
Žižek sein Verständnis von Ideologie am Beispiel des Films SIE LEBEN (1988;
Regie: John Carpenter). Darin findet der Protagonist John einen Karton mit
Brillen, die, wenn man sie trägt, es erlauben, „hinter die Fassade" zu blicken,
d. h. zu erkennen, welche Menschen Außerirdische sind und v. a. auch die ver-
stecken Botschaften in Werbetafeln oder Illustrierten zu erkennen (nämlich z. B.
„Gehorche", „Schlaf weiter", „Denk nicht nach"). Das ist auf einer ersten Ebene
ein Bild für das Wirken von Ideologie: Es gibt einen Subtext, eine unterschwellige
Wirkung, die uns manipuliert, uns bestimmte Einigungen aufnötigt, die wir nicht
erkennen, während sie auf uns wirken und wir uns auf sie einlassen.

SIE LEBEN thematisiert also Ideologie und Ideologiekritik (am Beispiel des
Widerstands gegen eine Alien-Invasion). Eine ideologiekritische Betrachtung des
Films müsste nun darüber aber natürlich hinausgehen, denn im Film ist das
Thema der Manipulation durch unterschwellige Botschaften ja Teil des mani-
festen Narrativs. Welches versteckte Einigungsangebot macht SIE LEBEN denn

seinerseits? Was wird verschleiert? Möglicherweise die *Lust* an der Unterwerfung, die Sehnsucht nach einfachen Botschaften und einem Sich-Überlassen? In Žižeks Sicht: Wir lieben unsere Ideologien, insbesondere die unerkannten. Für Žižek bedeutet ideologiekritische Filmbetrachtung, „das anfänglich Vertraute des Gegenstands zu verfremden" (1992, S. 12). Damit ist gemeint, dass ein Film daraufhin befragt wird, was er „produziert". Žižek greift dabei auf Konzepte Lacans zurück, insbesondere das Sinthom oder den Stepppunkt/Polsterstich. Beide Konzepte setzen sich damit auseinander, wann etwas eingefügt wird, um eine Struktur zu halten (ein Sinthom ist die Bezeichnung für eine Struktur, welche die falsch miteinander verknüpften borromäischen Ringe stützt, mithilfe derer Lacan sich Subjektivität vorstellt) bzw. eine Begrenzung (des Gleitens des Signifikanten) einzuführen.

Filmpsychoanalytisch bedeutet das, diejenigen Momente bzw. Elemente eines Films besonders zu beachten, in den etwas zusammenläuft oder sich wiederholt. Žižek spricht mit Lacan davon, dass hier etwas „vernäht" ist. Das können wiederkehrende Motive eines Regisseurs sein (bei Lacan oft am Beispiel von Hitchcock demonstriert), aber auch wiederkehrende Motive innerhalb eines Films. Žižek (1992b, S. 124) spricht davon, dass es darum gehe, „einen bestimmten Kern des Genießens [zu fixieren]".

Žižeks Anliegen, das Vertraute zu verfremden, zeigt sich etwa in seiner Interpretation einer der zentralen Szenen in BLUE VELVET (1986; Regie: David Lynch). Der Protagonist Jeffrey muss sich in einem Schrank verstecken und sieht dann mit an, wie Frank gegenüber Dorothy verbal ausfällig wird und sie vergewaltigt. Dabei atmet Frank durch einen Inhalator etwas ein und pendelt zwischen Gewalt und kleinkindhaft wirkendem Verhalten. Manifest ist Jeffrey verängstigt und abgestoßen. Irritierend ist, dass Frank sich in der sexualisierten Interaktion mit Dorothy als Kleinkind inszeniert und so spricht.

Žižeks Interpretation ist die einer beobachteten Urszene im Freud'schen Sinn, aber mit vermischten identifikatorischen Positionen: Jeffrey beobachtet den elterlichen Koitus, ist davon erregt, aber auch verwirrt: Ist es ein Gewaltakt oder ein lustvoller Akt, dem er beiwohnt? Franks kindliche Sprache markiert Jeffreys Identifizierung mit ihm – sich als Kind der Mutter zu nähern ist verwoben damit, sich als Mann der Mutter/einer Frau zu nähern. Es ist also eine radikal subjektiv inszenierte Beobachtung: Jeffrey erlebt die Szene als einen Gewaltakt (wie in einer kindlichen Lesart des körperlichen Geschehens in sexuellen Akt), zugleich mischt sich seine Identifizierung in das hinein, wie er Frank als handelnde Person erlebt (als gewaltvoll handelnder Mann).

Ein weiteres Beispiel ist Žižeks These zu TITANIC (1997; Regie: James Cameron), dass hier der Eisberg der eigentliche „Held" des Films ist. Der Eisberg macht die Liebesgeschichte zwischen Jack und Rose zu einer ewigen – und unambivalenten. Žižek weist daraufhin, dass die Kollision der Titanic mit dem Eisberg unmittelbar dann erfolgt, nachdem Jack und Rose miteinander geschlafen haben und nun Pläne schmieden, im Anschluss an die Ankunft in New York zusammen von Bord zu gehen und ein gemeinsames Leben zu führen. Der Eisberg verhindert das – und, so Žižeks These, „bewahrt" Jack und Rose davor, dass ihre Liebe in den Alltag übergeht, samt Konflikten, Streit oder unsicherer finanzieller Zukunft. Die Romanze wird so verewigt und nur so kann Rose davon zehren und im hohen Alter darauf zurückblicken.

Der Filmkritiker Wolfgang M. Schmitt widmet sich in einem Podcast und Youtube-Kanal ebenfalls der Betrachtung von Filmen unter einer ideologiekritischen Perspektive (vgl. a. Schmitt 2023).

Ideologiekritik am und mit einem Film bedeutet im Wesentlichen die (psychoanalytische) Entbergung dessen, was ein Film uns „nebenbei" glauben lassen möchte. Gemeint sind damit vorausgesetzte oder den Film, seine Handlung und Inszenierung tragende Elemente – zum Beispiel die Figur, dass das Happy End eines Disney-Prinzessinnen-Films mit einer (heterosexuellen) Heirat zu enden hat. Das tut es natürlich längst nicht mehr, war aber lange Zeit ein leitendes Moment. Heute liegt das Ergebnis einer Ideologiekritik von Mainstream-Filmen womöglich eher im unhinterfragt oder unproblematisiert vorausgesetzten Liberalismus: Die (mitgeführte) Botschaft des Films ist dann doch allzu oft die, dass die Freiheit, seine individuellen Möglichkeiten ergreifen zu können, das Happy End ist. Das ist der Zustand, der erreicht oder wieder hergestellt werden soll. Aus diesem Grund eignen sich gerade sogenannte Mainstreamfilme für eine ideologiekritische Betrachtung, denn gerade in diesen können die vermeintlichen Lösungen für gesellschaftliche Widersprüche, Spannungszustände oder deren auslösende und aufrechterhaltende Bedingungen gefunden werden.

Ideologiekritik im Film bedeutet also, etwas darüber zu sage, welche unausgesprochene Einigung der Film uns auferlegt: Woran sollen wir „glauben", wenn wir uns auf den Film einlassen? Es geht um die Auseinandersetzung damit, was in einem Film, so „nebenbei", mittransportiert wird, was also als „Nebenbotschaft" im Narrativ mit „durchrutscht". Beispielsweise kann sich das darin zeigen, was als Happy End präsentiert wird: Ist es die Wiederherstellung einer etablierten Struktur? Eine Heirat der Protagonisten oder eine Versöhnung? Der Tod von Störenfrieden?

Deshalb ist für diese Art von Filmkritik gerade der „Mainstream" interessant. Dann kann man darüber nachdenken, wie militaristisch ein Kinderfilm wie PLANES (2013; Regie: Klay Hall) daherkommt, wie unverhohlen es eigentlich ein Werbefilm für das (US-) Militär wird, indem die Geschichte einer wehrhaften und aufrechten Flieger-Ausbildung erzählt wird. Oder es lässt sich fragen, mit Schmitt, ob BARBIE (2023; Regie: Greta Gerwig) es nicht verpasst, den ganzen Schritt einer Kritik der Geschlechterverhältnisse zu gehen, wenn am Ende des Films doch wieder nurmehr die neoliberale Botschaft gesendet wird: „Sei ein mutiges Mädchen, das an sich glaubt, dann kannst du alles erreichen und die Welt gestalten." Denn: Am individuellen Mut des Mädchens bzw. der Frau hat es doch nie (oder selten) gehapert! – sondern an den *strukturellen* Möglichkeiten, das Gleiche tun und wollen zu können wie der Junge bzw. der Mann.

2.3.4 Weitere filmpsychoanalytische Methoden: T. McGowan, M. Zeul, G. Schneider, R. Zwiebel, A. Hamburger, H. König

Ein weiterer prominenter Vertreter zeitgenössischer psychoanalytischer Filmkritik unter dem Einfluss Lacans ist Todd McGowan. Er versteht Filme als Ausdruck unseres unbewussten Begehrens – Filme „lure and arouse" dieses Begehren: „One interprets the formal structure to show how the films speaks to the desire of the spectator and what the film reveals about this desire" (2015, S. 11). Anders als in einer am Lacan'schen *Imaginären* orientierte Filmkritik (in der spiegelnde Blick-Beziehungen zentral sind), stellt McGowan das *Reale* ins Zentrum. Filme erwecken unser unbewusstes Begehren, weil wir nicht alles sehen. Für ihn ist die „[f]ilm's ability to facilitate an encounter with the real" (2007, S. 17) zentral.

Es ist also weniger das Angebot von Identifizierungspositionen das Entscheidende, sondern das Verschleiern des Realen bei gleichzeitigem Hinweis darauf, dass es da etwas gibt, was verschleiert wird – und das wir sehen wollen.

Im Englischen ist die Übersetzung „screen memory" (Deckerinnerung) hier sehr hilfreich. Auf der Leinwand (screen) wird uns etwas präsentiert, das dazu da ist, etwas anderes zu überdecken (to screen). Es zeigt und verbirgt zugleich. Das ist es, was uns an Filme fesselt. MacGowan vergleicht Film und Traum. Nun kann zwischen beiden der Unterschied gerade darin gesehen werden, dass – im Freud'schen Sinn – der Traum eine Wunscherfüllung ist, der Film hingegen eine Begehrensproduktion. Aber er kann ähnlich wie der Traum dekonstruiert werden, indem man diejenigen Mechanismen „rückgängig" macht bzw. offenlegt, die ihn zu dem haben werden lassen, als der er uns erscheint.

Mechthild Zeul (2007) stellt in ihrem Ansatz das regressionsfördernde Setting Kino in den Mittelpunkt. Noch stärker als in anderen filmpsychoanalytischen Ansätzen spielt hier also die Räumlichkeit, in der ein Film rezipiert wird, eine

Rolle – die Dunkelheit, die große Leinwand, die Polstersessel, die soziale Situation. Dabei ist auch für sie die Analogie zum Traum zentral – die Leinwand stellt eine ähnliche Art der Bebilderung zur Verfügung wie es die Traumleinwand tut. Was im Ansatz Lorenzers die „Irritationen" sind, begreift Zeul in Antwort auf das Konzept der „now moments" (Stern 2004), plötzliche Reaktionen auf das Filmmaterial, die als Momente der Begegnung weitergeführt werden können (also eine Art des – unter Umständen spannungsreichen – Einschwingens in einem emotionalen Kontakt). Die Beachtung dieser (regressiv bestimmen) Reaktionen versteht Zeul als etwas, das eine Selbstanalyse in Gang setzt, welche die (dann auch methodische) Grundlage für eine Filminterpretation bietet.

Gerhard Schneider (2008) begreift in seinem Ansatz den Film als Quasi-Person und begreift entgegen manchen anderen Kennzeichnungen, welche der Metapher folgen, Filme würden psychoanalytisch „auf die Couch" gelegt, den Regisseur als (Visuo-) Psychoanalytiker. Sein Werk, der Film als kulturelles Symptom, sei es, der zum einen ins Bewusstsein gehoben werde. Ferner kann zum anderen aber auch davon die Rede sein, dass der Film die Betrachtenden insofern analysiert, als deren unbewusste Struktur qua Rezeption zugänglich werde.

Ralf Zwiebel (2014) geht für die Filmpsychoanalyse vom klinischen Vorgehen aus. Für dieses setzt sich ein psychoanalytisches Arbeitsmodell aus bipersonalen, bipolaren und bifokalen Elementen zusammen. Das bedeutet, dass erstens um das Beziehungshafte und das Angebot einer Beziehung geht (bipersonal), dass der Analytiker oder die Analytikerin zweitens zwischen einem persönlichen und einem technischen Pol oszilliere und dass drittens sowohl eine „Nachsicht" (des eigenen Involviertseins) als auch eine „Fernsicht" (einer Betrachtung der Beziehung „von außen") eine Rolle spielt. Das transferiert Zwiebel auf die Filmpsychoanalyse: Es geht um einen Dialog mit dem Film und den Filmschaffenden (inklusive des eigenen Dialogs mit der eigenen Theorie), weiter um ein sowohl persönliches als auch „technisches", d. h. methodisch geschultes Sich-Einlassen, und schließlich um die Wechselbeziehung zwischen einer immersiven und einer betrachtenden Sicht. Methodisch ist dabei wichtig, dass eine psychoanalytische „Sensibilität für Brüche" (2014, S. 17) wichtig ist, was ebenso wie die kontinuierliche Selbstbeobachtung die filmpsychoanalytische Deutung vor der Beliebigkeit oder „Wildheit" schützt. Mahler-Bungers und Zwiebel (2007) arbeiten dabei auch den Dreischritt aus Einstellung (Wie wird etwas filmisch gezeigt?), Darstellung (Was wird filmisch gezeigt) und Vorstellung (die Kino-Situation und die je eigenen Projektionen und Vorstellungen angesichts des Films) heraus. Zwiebel (2019) versteht den Film und die Filmerfahrung als Ermöglichung, „ungeträumte" Träume weiterzuträumen. Damit ist im Anschluss an Bion gemeint, dass die „Beschäftigung mit Filmen ein Medium für die Fortsetzung der unendlichen Selbstanalyse" sei (2019, S. 131). Das Kino sowie (ideell) der Film sind ein „simulierte[r] Ort der emotionalen Turbulenz" (a. a. O., S. 132), ermöglichen also die Auseinandersetzung mit etwas, das seitens der Filmschaffenden als Bebilderung des bisher Unzugänglichen im Rahmen eines scheren Orts möglich gemacht wird: ein „mentale[r] Verdauungsprozess" (a. a. O., S. 144).

Andreas Hamburger (2018) spricht sich ebenfalls für eine „reflexive, relationale Filmpsychoanalyse" aus. In seinem umfassend angelegten methodischen Entwurf lehnt er sich an das von Lorenzer beschriebene szenische Verstehen an, indem er meint: „Letztlich ist nur die Bewegung im Zuschauer das selbstanalytisch zugängliche Material, von dem aus eine Psychoanalyse des Films als Kunstwerk begründet möglich ist." (a. a. O., S. 65). Darin gehe es um ein Oszillieren „zwischen Reflexion und Teilhabe", die persönliche Eindrücke entstehen lässt, diese aber auch dem Material prüfend rückvermittelt. Hamburger spricht sich zudem deutlich gegen eine Figurenpsychoanalyse aus, denn, so sein Hinweis, einzelne Bestandteile eines Films sind so gemacht, in Einstellungen montiert und dienen innerhalb des Gesamtkunstwerks einem Zweck. Auch sei die *Methode* zu transferieren, nicht die *Theorie*, schon gar nicht die klinische. Und schließlich verändere sich durch die filmpsychoanalytische Betrachtung der Zuschauer, nicht der Film. Als Schritte der Filmanalyse in seinem Verständnis benennt Hamburger (vorrangig für das Arbeiten in einer Gruppe):

1. Auswahl eines Films (bzw. von diesem ausgewählt zu werden!)
2. Sichtungen
3. Wiederholte selbstanalytische Arbeit mit dem Film (als ein Gruppenprozess)
4. Durcharbeiten (auch der divergierenden Lesarten)
5. Arbeit mit dem Publikum, d. h. eine Veröffentlichung

Hannes König (2022) greift auf Freuds Kennzeichnung der Psychoanalyse als eine Theorie des Psychischen, eine Erkenntnismethode und ein Behandlungsverfahren zurück, die er um die Funktion einer Gesellschafts- bzw. Ideologiekritik ergänzt. Alle vier Perspektiven könnten auch jeweils das Verhältnis zwischen Psychoanalyse und Film betreffen:

1. Psychoanalytische Theorie kann helfen einen Film zu verstehen, wie auch der Film dabei helfen kann, psychoanalytische Theorie zu verstehen (man denke beispielsweise an WO DIE WILDEN KERLE WOHNEN [2009; Regie: Spike Jonze] der sich als ein Zugangsweg zu Melanie Kleins und Susan Isaacs Konzept der unbewussten Phantasie eignet);

2. Ein psychoanalytischer Zugang zum Film kann über die szenischen Verwicklungen, die sich einstellen, erfolgen und zu Erkenntnissen/Interpretationen führen;
3. Filme können eine quasi-therapeutische Wirkung haben und/oder als Thema in Therapien eingebracht werden, von beiden Beteiligten;
4. Filme thematisieren Gesellschaftliches und sind selbst etwas Gesellschaftliches – die Auseinandersetzung mit ihnen kann uns etwas über die Zeiten sagen, in denen wir leben und wodurch sie bestimmt sind.

In allen vier Perspektiven, die König beschreibt, bleibt die emotionale Begegnung mit einem Film und dessen Wirkung auf uns der entscheidende Ankerpunkt einer psychoanalytischen Interpretation.

2.3.5 Die Brücke zur Filmwissenschaft: D. Blothner, M. Stiglegger

Dirk Blothner (1999) vertritt den Ansatz einer morphologischen Wirkungsanalyse (im Anschluss an Wilhelm Salber). Er definiert dazu: „Morphologische Psychologie erklärt Filmwirkung nicht von der sichtbaren Geschichte her, sondern sieht sie als einen psychischen Prozess von Gestaltung und Umgestaltung, der sich zwischen Zuschauer und Leinwand ereignet." (a. a. O., S. 17). Es gibt dabei „Auffächerung, Differenzierung und Zentrierung, [...] Wendungen, Zuspitzungen und mitreißende[.] Drehungen" (a. a. O., S. 17 f.). Filme seien anziehend, weil in diesem Medium „bedeutsame Verwandlungen zu aktuellen Ereignissen" werden können (a. a. O., S. 18.). Diesen Verwandlungserlebnissen werde in einer morphologischen Filmanalyse nachgespürt. Vor dem Hintergrund in einer beschreibend-rekonstruierenden Zugangsweise werde „die unbewußte Konstruktion des mit ihm [dem Film; TS] gegebenen Wirkungsprozesses" in den Blick genommen (a. a. O.). So eröffnen sich Einblicke in die „Verwandlungen, die die Zuschauer auf ihrem Stuhl erleben" (a. a. O.). In einem Vorgehen folgt er der Reihenfolge: Schriftliches Festhalten der spontanen Eindrücke, Anfertigung eines Sequenzprotokolls, Formulierung einer Fragestellung, Rekonstruktion einer filmischen „Figuration", also einer These zum Film (Blothner 2014).

Marcus Stiglegger (2023) untersucht in seiner Seduktionstheorie die Frage danach, was der Film in uns erweckt, unter einer anderen Perspektive. Aber auch er geht davon aus, dass der Film etwas produziert bzw. dass zwischen Film und Betrachter ein Raum der Verführung/Seduktion entsteht.

Grundlegend versteht er die Seduktion durch einen Film auf drei Ebenen: Der Film verführt uns zum Sehen; der Film verführt uns dazu, bestimmte Botschaften anzunehmen (z. B. im Propagandafilm, aber natürlich auch in subtilerer Weise); und der Film verführt „zu einem verdeckten Ziel", er hat „spezifische Begehrensstrukturen [...], die Schlüsse auf ideologische Subtexte zulassen" (a. a. O., S. 4). Verführen kann der Film dabei auf der Ebene der Performanz, der Narration oder einer ethischen Ebene.

Besondere Momente in der Rezeption eines Films sind solche der Verstörung; dann nämlich, wenn der Film sich nicht einfach „anschauen" lässt, sondern „die Erfüllung des Begehrens [...] inszenatorisch verweigert" oder „einen Blick auf den Betrachter zurückwirft" (a. a. O., S. 8). Im ersten Fall zeigt der Film uns, dass er uns etwas vorenthält bzw. vor uns verbirgt. Im zweiten Fall zeigt der Film, dass wir auch angeschaut, durchleuchtet werden.

Für Stigleggers seduktionstheoretischen Ansatz ist nun gerade diese „Lücke zwischen Film und Betrachter" entscheidend, denn dort „spielt sich jener komplexe Prozess ab, den wir [...] als Seduktion begreifen" (a. a. O., S. 9; Hervorh. aufgeh. TS). Der Film verführt uns dazu, angesichts seiner Struktur etwas von unseren Begehren zu spüren oder gar erweckt zu bekommen. Eine entsprechende Betrachtung des Films und seiner Rezeption legt also auch hier Begehrensstrukturen frei.

2.3.6 Weitere Aspekte einer filmpsychoanalytischen Betrachtung

Einige weitere Hinweise, wenn auch nicht unbedingt aus einem dezidiert ausformulierten methodischen filmpsychoanalytischen Programm (sondern aus allgemeineren Überlegungen zur kunstästhetischen Erfahrung) können herangezogen werden.

Reiche (2001) unterstreicht, dass man in der Psychoanalyse der ästhetischen Erfahrung nicht von Gegenübertragungen sprechen sollte (vgl. a. Zwiebel und Mahler-Bungers 2007), ferner, dass eine Analyse des ästhetischen Mediums nicht übergangen werden darf.

Danckwardt (2017) betont die Bedeutung von Prozessidentifizierungen und Prozessprojektionen für eine Konzeption ästhetischer Erfahrung allgemein sowie damit auch in der Rezeption von Filmen. Was in der Wirkung von Kunst auf uns geschieht, ist aus seiner Sicht nicht einfach der Umgang mit unterschiedlichen Identifizierungsangeboten (im Sinne personaler oder statischer Identifizierungen mit Eigenschaften), sondern es geht um Identifizierungen mit *Prozessen*. Einfacher gesagt: Uns wird in einem Film eben nicht das Angebot gemacht, uns mit einer Figur oder einem abstrakten Element eines Films zu identifizieren, sondern mit Beziehungen, Verhältnissen oder Prozessen. Ein Beispiel dafür kann sein, uns mit dem Verhältnis von Farbe und Leinwand in einem Gemälde zu identifizieren, oder eben, wenn wir einen Film betrachten, mit dem Verhältnis einer Figur zu anderen Figuren oder zu filmischen Elementen des Films, etwa dem Schnitt. Oben habe ich bereits HIROSHIMA, MON AMOUR angeführt: Eine Prozessidentifizierung könnte beispielsweise in der Teilhabe damit gesehen werden, wie die weibliche Hauptfigur zu den Einstellungen und Schnitten des Films in Beziehung steht (nämlich desorientiert, zerrissen).

Soldt (2009) begreift ästhetische Erfahrungen über eine Konzeption von Bildbeziehungen. In seinem Ansatz ist entscheidend, dass eine Subjektivierung des Kunstwerks als Gegenüber geschieht. Es erhält in unserer ästhetischen Rezeption ein Eigenleben und kann fantasiert werden als ein absichtsvoll agierendes Gegenüber, das etwas mit uns anstellt.

2.4 Weitere methodische Probleme und Lösungen

Neben den drei bereits erwähnten eher größeren und allgemeinen methodischen Fragen (in Bezug auf Übertragung, Gegenübertragung und Deutung) ergeben sich einige weitere, auf die ich in diesem Kapitel genauer eingehe.

2.4.1 Wissen um „Kontexte"

Zunächst kann problematisiert werden, wie nun in einer psychoanalytischen Vorgehensweise mit dem umgegangen werden sollte, was jenseits des Films in engeren Sinn bekannt ist. Der Anspruch, insofern gleichschwebend aufmerksam an einen Film heranzutreten, kann ja in den seltensten Fällen wirklich eingelöst werden: Wir werden etwas über den Film und seine Rezeption wissen bzw. uns Bilder davon machen, bevor wir im Kino (oder anderswo) Platz nehmen.

David Lynchs Film THE STRAIGHT STORY (1999) handelt davon, dass der 73jährige Alvin Straight sich auf seinen Aufsitz-Rasenmäher setzt, um knapp 400 km weit zu seinem kranken Bruder zu fahren, mit dem er zerstritten ist. In langsamer Erzählung und in weiten Landschaftsbildern erzählt der Film vom Weg, den Alvin zurücklegt. Am Ende kommt er an.

Der Film bricht auf ungewöhnliche Weise mit Erwartungen und zwar mit solchen, die mit David Lynch als Regisseur zu tun haben, der zuvor mit TWIN PEAKS (1990–91; 1992) oder LOST HIGHWAY (1997) ungleich rätselhafter und obskurer erzählt hatte und auch mit BLUE VELVET (1986) oder WILD AT HEART (1989) deutlich mehr Gewalt inszeniert hatte. Dass er diesen Film nun THE STRAIGHT STORY nennt, bezeichnet nicht nur den Weg, den Alvin zurücklegt oder dessen Namen, sondern selbstreferentiell auch die Art des filmischen Erzählens: Alvin fährt los, am Ende kommt er an. Ein Weg von A nach B. Die Wirkung des Films, eine eher geruhsame Erzählung über Verbundenheit und Versöhnung, kann nicht davon getrennt werden, was man über Lynch und seine Filme vorher weiß (vgl. a. Storck 2019b).

Einen Film von David Lynch etwa sehen wir nicht unvoreingenommen, jenseits unseres Wissens über andere Filme des Regisseurs und unserer Erwartung an einen weiteren, oder jenseits der Rezeption dieser Person oder ihres Auftretens. Dasselbe gilt natürlich für Schauspieler:innen ebenso wie für die Filmkritik oder sonstige mediale Rezeption eines Films.

Solche „Hintergrundinformationen" können natürlich auch den Kontext eines Films und seines Erscheinens betreffen oder den Bezug auf reale Ereignisse und Personen. Wir können OPPENHEIMER (2023; Regie: Christopher Nolan) nicht ansehen, ohne zu wissen, dass es diese Person gab und dass sein Wirken dazu beigetragen hat, dass Atombomben auf Hiroshima und Nagasaki fielen.

Die methodische Lösung für den Umgang mit unterschiedlichen Arten von Kontext (Regisseur:innen-Biografie, vorangegangenes Werk [auch der Schauspieler:innen], Erscheinungskontext, Bezug zu realen Ereignissen, öffentliche Wahrnehmung des Films oder der an ihm Beteiligten, Filmkritik u. a.) kann darin bestehen, die Informationen, die über den Film als für sich stehendes Kunstwerk hinausgehenden Aspekte als eigene Assoziationen zu begreifen (statt als objektive Informationen, die Teil des Werks wären). Das ruht zum einen auf der methodischen Forderung, für einen filmpsychoanalytischen Zugang nicht aktiv Hintergrundinformationen zu recherchieren (jedenfalls nicht vor Rezeption des Films und Sammeln von Irritationen), zum anderen nutzt es den Kontext als Assoziation der Betrachtenden/Interpretierenden (statt Teile davon künstlich „abblenden" zu müssen).

2.4.2 Zum Einbezug der filmischen Form

Als ein weiteres potenzielles Problem ist der erforderliche Einbezug der filmischen Form zu nennen.

Thomas Vinterbergs Film DER RAUSCH (2020) thematisiert den Selbstversuch von vier „mittelalten" Lehrern, die der (vermeintlichen) wissenschaftlichen Erkenntnis folgen, dass es dem Menschen konstitutionell an einer ausreichenden Menge an Alkohol im Blut fehlt, um sich glücklich oder leistungsfähig zu fühlen. Sie probieren es aus und scheinen von den Folgen zu profitieren, indem sie etwa als Lehrer beliebter und erfolgreicher werden. Allerdings entgleist ihnen das Experiment wenig überraschend und sie schaden ihrer Gesundheit und ihren Beziehungen zu anderen.

Die Wirkung des Filmes ist eigentümlich, denn auf eine Weise ist er denkbar vorhersehbar und in den Figurenzeichnungen eher eindimensional. Es ist klar, dass das Ganze nicht gut ausgeht, und insbesondere die Frauenfiguren gehen über grobe Skizzen von fordernden, womöglich fremdgehenden Furien kaum hinaus. Und auch die vermeintlichen Erfolge unter Alkoholeinfluss wirken platt: Soll wirklich erzählt werden, dass auf einmal der Musiklehrer aus seinem schief singenden Chor Gesangstalente schafft, der Geschichtslehrer seine Schüler:innen für sein Fach begeistert oder der Sportlehrer aus einem schüchternen und unsicheren Jungen den Siegtorschützen im Fußballspiel macht?

Der Film, seine Struktur und Wirkung werden verständlicher, wenn man seine Form stärker einbezieht. Weniger die aus Dogma-Filmen bekannte wackelnde Handkamera allein als die Art der Inszenierung zeigen uns auf der Ebene der Form, wie sich das berauschte, süchtige Erleben der vier Protagonisten einengt und wie es verzerrt wird: Es ist die Sicht der Männer auf ihre Frauen und Kinder sowie auf ihre beruflichen Errungenschaften, wie sie sie unter Alkoholeinfluss haben, die uns der Film zeigt bzw. miterleben lässt. Die Frauen werden reduziert aufs Schimpfen und Sich-Abwenden, während den Männern selbst vermeintlich alles gelingt. Im „berauschten Kopf" sind sie großartig und die Familien eine Last. Und das Ganze steht auf wackligen Füßen. Der Titel DER RAUSCH beschreibt also nicht nur das Narrativ, den Gegenstand des Films, sondern auch die Form der Inszenierung, wir kriegen das Rausch-Erleben vermittelt.

Für ein weiteres Beispiel für eine die filmische Form zentral einbeziehende Betrachtung kann Claire Denis' Film DRECKSKERLE (2013) herangezogen werden (vgl. Storck 2022b). In Film geht es um Marco, der nach dem Selbstmord seines Schwagers von seiner Schwester hinzugezogen wird, um der Familie zu helfen. Seine Nichte Justine wird außerdem mit schwersten Verletzungen im Genitalbereich ins Krankenhaus eingeliefert. Er erkennt, dass der Geschäftsmann Laporte die Familie unter Druck gesetzt hat, und findet zudem heraus, dass ein Stück außerhalb der Stadt in einer Scheune sexuelle Gewalttaten, u. a. an seiner Nichte, vollzogen worden sind. Er selbst beginnt eine Affäre mit der Frau von Laporte. Gegen Ende des Films wird er von dieser erschossen – als Zuschauende sehen wir in der Schlusseinstellung das Video einer Überwachungskamera in der Scheune und wie Justines Vater derjenige ist, der sie sexuell missbraucht, während Laporte zusieht.

Dieses Narrativ ist im Film lange Zeit nicht leicht zu rekonstruieren. Einige der Frauenfiguren sehen einander ähnlich, manchmal folgen Szenen aufeinander, die man im konventionellen filmischen Erzählen so nicht erwarten würde. Auch ist nicht ganz klar, ob sich einige Szenen mehrmals ereignen oder im Film nur wiederholt werden (zum Beispiel Justine, die allein und nackt auf der Straße umherirrt). Der Film ist auf merkwürdige Weise zugleich verdichtet (in den Frauenfiguren) und auseinandergerissen (es ist schwer zu erkennen, was wovor passiert oder was dazwischen geschieht). Auf der Ebene der Form wird das Traumatische der sexuellen Gewalt (zumal durch den Vater) in Szene gesetzt. Der Film selbst hat die Struktur der Folgen sexueller Gewalt.

Nicht nur hier, sondern in jeder filmpsychoanalytischen Betrachtung lässt sich zeigen, inwiefern eine Interpretation/Deutung ohne den Einbezug des Mediums Film verkürzt bleiben muss. Der filmpsychoanalytischen Interpretation muss es angesehen werden können, dass es um die Interpretation eines Films und nicht die eines Romans geht. Daher sollte auch die Beziehung zur filmischen Form in das szenische Verstehen einbezogen werden.

2.4.3   Irritationen als Verstehenslücken, affektive Verdichtungen, Knotenpunkte

Oben bin ich darauf eingegangen, dass im Ansatz Lorenzers Irritationen eine zentrale Beachtung finden. Diese können darin bestehen, dass sich eine Verstehenslücke auftut, alsodass etwas unverständlich ist (z. B. in ALLES, WAS WIR GEBEN MUSSTEN: Warum rebelliert niemand gegen das Schicksal des Ausgeweidet-Werdens?).

Irritationen können nun im Fehlen von (erschließbarer) Bedeutung bestehen, ebenso aber auch in einem besonders intensiven, womöglich überraschenden Affekt, der sich einstellt. Sie können auch darin bestehen, dass Bedeutungen besonders verdichtet auftauchen. Hier kann auf Freuds konzeptuelle Figur von „Knotenpunkten" oder einem „Nabel" zurückgegriffen werden. Von Knotenpunkten spricht er beispielsweise in der Fallgeschichte vom sogenannten „Rattenmann" (Freud 1909), in der er die zentrale Zwangsbefürchtung des Patienten, die mit Ratten zu tun hat, über verschiedene assoziierte Bedeutungen rekonstruiert (Ratten – Raten – Heiraten – Spielratte u. a.). Unter einem Nabel des Traums

(Freud 1900, S. 530) versteht er Punkte, an denen sich verschiedene Bedeutungen verdichten und eine Darstellung im Traum finden. Das kann für einen filmpsychoanalytischen Zugang genutzt werden, denn auch darin stoßen wir auf Verdichtungen oder wiederkehrende Elemente.

In Claire Denis' Film 35 RUM (2008) geht es um Lionel und seine Tochter Joséphine (vgl. Storck 2022c). Lionel ist Zugführer im öffentlichen Nahverkehr in Paris, seine Tochter studiert Anthropologie. Der Film erzählt von der Veränderung der Beziehung zwischen den beiden. Joséphines Mutter ist früh verstorben, was Vater und Tochter eng aneinander geführt hat. Vieles ist im Wandel, ein frisch berenteter Kollege von Lionel bringt sich um, indem er sich auf die Gleise legt. In einer Szene in einer Bar, in der getanzt wird, wird der Wandel inszeniert: Nachdem Lionel und Joséphine miteinander getanzt haben (und zwar zum zugleich beschwingten *und* melancholischen „Nightshift", das mit Abschied zu tun hat), übernimmt Noé, ein junger Verehrer Joséphines, der sie am Ende des Films heiraten wird. 35 Rum zu trinken, wird als (aus der Karibik stammendes) Übergangsritual präsentiert. Am Ende gelingt es Lionel, ohne das Gefühl, sein Leben sei nun zuende wie das seines Kollegen, seine Tochter in deren neue Lebensphase zu geleiten.

Es geht um Scheidewege, um den Wandel in Beziehungen, damit immer auch um einen Abschied und dabei um die Frage, ob ein solcher ein unaushaltbarer Verlust sein muss (der sich wie ein Sterben anfühlt). Als Knotenpunkt der Bedeutung in einer filmpsychoanalytischen Betrachtung fungiert dabei die Figur der Weichen. Lionel fährt im Kreis, auf bekannten Wegen, aber das Leben verändert sich und es gibt unübersehbare Abzweigungen. Zumindest in der deutschen Sprache lässt sich dies zudem mit „dem Weichen" verbinden, also der väterlichen Aufgabe, relativ von der Seite der Tochter weichen zu können (wie in der Tanz-Szene), um dieser (und sich selbst) eine Entwicklung zu ermöglichen. Dass „die Weichen" und „das Weichen" im französischen Original so nicht als Doppelbedeutung funktionieren kann, ist für die Interpretation wenig bedeutsam, da es individuelle Zugänge zu etwas darstellen, das im Film angelegt ist. So wird eine Lesart des Filmes über den Weg dieses Knotenpunkts vorgeschlagen und führt zur Interpretation der Aufgabe und Bewältigung des Wandels in 35 RUM.

Ein weiteres Beispiel für die Orientierung an Knotenpunkten kann anhand der Streaming-Serie MAD MEN (2007–2015; showrunner: Matthew Weiner) gegeben werden (vgl. Storck 2017b). Der Titel spielt in mehrfacher Weise zum einen auf die Männer auf der Madison Avenue in New York an, dann weiter auf die „Ad Men" als Mitarbeiter der New Yorker Werbeagentur, in der die Serie im Wesentlichen spielt, und schließlich auf die verrückten Männer, deren Selbst- und Rollenverständnis in den 1960er Jahren, welche die Serie umspannt, einiges an Verrückung erfährt. Der Titel selbst ist also bereits ein Knotenpunkt an Bedeutung.

In der Serie selbst geht es um die Verhältnisse zwischen den Geschlechtern. Dabei fällt in einer filmpsychoanalytischen Interpretation auf, dass Männer und Frauen einander in der Serie im Grunde in der Regel gehörig verfehlen. Es gibt kaum emotional intime Begegnungen. Eine Ausnahme stellen verschiedene Szenen dar, in denen sich Don Draper (zunächst Chef-Entwickler von Werbekampagnen, später Anteilseigner) und Peggy Olson (zunächst Sekretärin, später immer stärker in inhaltlicher Verantwortung für das Entwickeln von Kampagnen) dann doch begegnen. Es gibt Knotenpunkte der Bedeutung, wenn in einzelnen Szenen ein Mann und eine Frau einander doch nicht verfehlen.

Die für eine filmpsychoanalytische Zugangsweise so leitenden Irritationen lassen sich in drei Gruppen einteilen:

- Verstehenslücken,
- intensive Affekte,
- Knotenpunkte von Bedeutung.

2.4.4 Deutungsoptionen

Als ein weiterer Punkt kann auf die Frage eingegangen werden, wie nun eine Interpretation oder Deutung entwickelt wird. Es gibt offensichtlich, auch eingedenk der filmischen Struktur und Materialität, von der sich eine filmpsychoanalytische Betrachtung nicht lösen kann, verschiedene Lesarten eines Films. Wie kann gewährleistet sein, dass diese nicht beliebig sind und trotzdem nicht objektiv?

In der klinischen Psychoanalyse und Deutungspraxis stellt sich ein vergleichbares Problem: Viele Deutungen sind denkbar, auch viele, die konkret auf das von Patient:innen Berichtete bezogen sind. Wie wird entschieden, welche Möglichkeit verbalisiert und damit als Deutung konkret eingesetzt wird?

Im Anschluss an Arbeiten Lochs unterscheidet Hinz (2009) hier zwischen aktualer Deutung und optionaler Deutung. Dabei ist entscheidend, dass es in der Regel verschiedene Deutungsoptionen gibt (was für die psychoanalytische Haltung kennzeichnend und entscheidend ist). Im Verlauf einer Stunde verengt bzw. verdichtet sich der Deutungsraum, es entsteht für die Analytikerin oder den Analytiker zunehmend ein Deutungsdruck. Die aktuale Deutung als diejenige, die unter den Deutungsoptionen ausgewählt wird, wird daher dann gegeben, wenn es erforderlich ist, durch die Deutung die Deutungsmöglichkeiten bzw. -optionen wiederherzustellen. Eine aktuale Deutung lässt daher im Anschluss Möglichkeiten (wieder aufscheinen), die übrigen, optionalen Deutungen in einem anderen Licht erscheinen.

Der Film INTERVISTA (1987) ist Teil des Spätwerks von Federico Fellini. Man kann ihn auf drei Ebenen betrachten (vgl. Storck 2024c): Erstens geht es darum, dass Fellini als bekannter Regisseur von einem japanischen Fernsehteam mit Kameras begleitet wird, während er das Romanfragment „Amerika" von Franz Kafka verfilmt. Zweitens geht es um einen Rückblick darauf, wie Fellini als junger Mann das erste Mal in Cinecittà, der römischen Film-Kulissen-Stadt ankommt, um eine berühmte Schauspielerin zu interviewen. Und drittens geht es um die Verfilmung des Kafka-Romans und Szenen darin. Verschiedentlich wird als vierte Ebene dann noch INTERVISTA als ganzes herangezogen, zusammengesetzt aus den drei anderen Teilen.

Die drei Ebenen, die zusammen den Film bilden, sind permanent ineinander verschlungen: Fellini und das japanische Team begehen den Bereich der Maske, in welcher der Schauspieler, der den jungen Fellini im Rückblick auf sein Leben spielen soll, sitzt. Es wird ein Zugwaggon für die Verfilmung von „Amerika" ausgesucht und vorbereitet, dann aber sitzt in diesem Waggon der junge Fellini-Darsteller, der auf dem Weg in die Filmstadt ist. Es ist jeweils möglich, eine der drei Betrachtungsebenen (japanisches Team, Fellini-Biografie, Amerika-Verfilmung) einzunehmen und von dort aus auf die beiden anderen zu blicken. Man kann daher sagen, dass alle drei Ebenen so sind wie optionale Deutungen, aus den sich prozessual jeweils eine als aktuale Deutung aufdrängt, mittels der der Blick im Anschluss wieder geweitet werden kann. INTERVISTA ist dabei nicht nur Gegenstand einer filmpsychoanalytischen Interpretation/Deutung, sondern kann selbst als ein Modell dafür gelten, wie die Filmpsychoanalyse vorgeht, wenn sie aus verschiedenen Betrachtungsebenen eine auswählt, ohne diese zu fixieren und den Prozess des Verstehens damit zum Erstarren zu bringen.

2.4.5 Die Möglichkeit der Nicht-Bedeutung

Psychoanalytische Verstehensbemühungen geraten zurecht leicht in den Verdacht, in allem eine Bedeutung zu erkennen, selbst dann, wenn das nicht in die doch recht platte Figur ödipaler Konflikte oder ähnlich holzschnittartig wirkender vermeintlicher Bedeutungen führt.

Es lohnt sich, in der Filmpsychoanalyse auch die offen bleibende Bedeutung zulassen zu können – und auch dies kann Teil einer Interpretation sein.

Der Film THE BLING RING (2013; Regie: Sophia Coppola) beispielsweise thematisiert Einbruchsserien einiger gelangweilter Adoleszenter in Beverly Hills. Eine Szene, in der die Protagonist:innen Überlegungen dazu anstellen, was man anziehen sollte, und zum Schluss kommen, dass sich Leopardenmuster im Dress mit einem Zebramuster der Schuhe nicht vereinbaren lassen, dann kann das auch sinnbildlich dafür genommen werden, dass eine Interpretation auf Bedeutungsebene hier ins Leere läuft. Der Film veranschaulicht in der Form (einschließlich der Form der Dialoge oder „Sinnhaftigkeit") die Oberfläche und Serialität, an der eben auch Verstehensversuche und Bedeutungsgebung schlicht abgleiten (vgl. Storck 2019c).

Ein Verbleiben auf der Ebene der Form kann auch in ADIEU AU LANGAGE (2014; Regie: Jean-Luc Godard) gesehen werden. Versuche, ein Narrativ oder gar eine Bedeutung zu rekonstruieren, zielen ins Leere – allenfalls die Verbindung zur Form (ein 3D-Film) erklärt, was im Film geschieht (Kinder werfen drei Würfel – im Französischen ein „coup de trois dés") (vgl. Storck 2020c).

Damit soll unterstrichen werden, dass die Nicht-Bedeutung, die scheiternden Verstehensversuche Teil der psychoanalytischen Interpretation und Deutung bleiben können sollten.

2.4.6 Validierung und Gruppenzusammenhänge

Schließlich möchte ich noch auf die Frage danach eingehen, ob eine filmpsychoanalytische Betrachtung notwendigerweise zumindest in Teilen auf die Interpretation des Films in einer Gruppe zurückgreifen muss. In der tiefenhermeneutischen Kulturanalyse Lorenzers nimmt das einen wichtigen Platz ein. Auf diese Weise findet eine Art der „weichen" Validierung von Interpretationen statt, zudem können Lesarten eines Films in der Gruppe „aufgefächert" werden.

Nun beruft sich nicht jedes filmpsychoanalytische Vorgehen auf eine Gruppe. Eine weitere Möglichkeit der Validierung besteht darin, die filmpsychoanalytische Interpretation in irgendeiner Weise zu veröffentlichen bzw. zugänglich zu machen – die Reaktion derjenigen Gruppe, der die Deutung gegeben wird, entscheidet über die Frage nach Triftigkeit und Veränderung.

In beiden Fällen ist es also der Gruppenkontext, der die Funktion einer Validierung einnimmt und die filmpsychoanalytische Betrachtung vor der Beliebigkeit schützt – neben der Materialität des Films (JOKER lässt sich schlicht nicht als ein Film über erfolgreich bewältigte interpersonale Konflikte in klassischen Kleinfamilien lesen, so vielfältig Deutungsoptionen auch sein können). Im ersten Fall, also dem bereits im Prozess herangezogenen Interpretationsgruppe, erfolgt das mögliche Korrektiv gegenüber einer Lesart früher und es wird eine Lesart in der Gruppe (weiter-) entwickelt, im zweiten Fall, also der Veröffentlichung der Interpretation in Form einer „sozialen" Deutung, später, nach Abschluss des interpretativen Prozesses.

Es braucht also nicht zwangsläufig eine Gruppe im Prozess des Interpretierens – aber an einem Punkt der „Ent-Äußerung" von interpretativen Linien sollte ein sozialer Kontext einbezogen werden, in dem etwas zur Diskussion gestellt und so fortgeführt werden kann.

Methodischer Leitfaden für eine Filmpsychoanalyse

3

Auf der Grundlage des bisher Diskutierten kann nun ein Leitfaden für eine filmpsychoanalytische Betrachtung formuliert werden. Ich werde diesen zunächst allgemein beschreiben und in Kap. 4 dann anhand eines Beispiels konkretisieren.

3.1 Rahmen und Haltung

Eine filmpsychoanalytische Betrachtung kann im Kinosaal oder in einem anderen „Setting" stattfinden. Mit Zeul ist auf die Bedeutung des Kinosaals hingewiesen worden und es ist zu unterstreichen, dass ein „Spielfilm" in der Regel für eine Aufführung in einem gewissen Standard von Audioqualität, Breitbildformat oder 3-D-Darstellung auf einer Leinwand gemacht ist, ebenso wie vermutlich in der Regel für eine soziale Erfahrung eines Kinopublikums. Methodisch ist die Vorgehensweise nicht zwangsläufig daran gebunden, dass ein Film in Kino angesehen wird; das Beispiel in Kap. 4 etwa, der Film I'M THINKING OF ENDING THINGS, wurde auf einer Streaming-Plattform statt im Kino veröffentlicht. Die Abrufbarkeit im Streaming oder auf einem Datenträger ermöglicht zudem leichter mehrere „Sichtungen", die für das methodische Vorgehen unerlässlich sind.

Für eine filmpsychoanalytische Betrachtung bedarf es nicht zwingend einer persönlichen psychoanalytisch-methodischen Ausbildung oder Qualifikation. Ein Zugang zum eigenen Innenleben und dessen Reflexion (durch eine Art der Selbsterfahrung welcher Art auch immer) ist allerdings sicherlich zuträglich.

Die methodische Haltung, die in einer filmpsychoanalytischen Betrachtung eingenommen werden sollte, ist darüber hinaus geprägt von:

- einer relativen „Abblendung" von Vorwissen (über den Film, bestehende Filmkritik, öffentliche Rezeption). Dies ist in der Regel nicht vollkommen möglich und die Auswahl eines Films wird ja auch davon geleitet, was jemand über einen Film bereits weiß. Unter Umständen wird ein Film ja auch deshalb ausgewählt, weil er dem Interpreten oder der Interpretin etwas Besonderes bedeutet. Eine solche Abblendung ermöglicht es erst, die trotzdem auftauchenden Einfälle zum Kontext als Assoziationen zum Film zu betrachten.
- einer Betrachtung jeglicher Einfälle, die über den Film als solchen hinausgehen, als Assoziationen zu ihm. Das bezieht auch die Aufmerksamkeit dafür ein, an welchem Punkt der filmischen Erfahrung einem welche über den Film im engeren Sinn hinausgehenden Einfälle in den Sinn kommen.
- der Sichtung des Films ohne Unterbrechung
- dem Einnehmen einer resonant-rezeptiven Haltung, in der man sich emotional erreichbar macht für die Filmwirkung, v. a. in möglichen überraschenden eigenen Reaktionen
- dem Achten auf Irritationen, das heißt auf die Momente, in denen diese Haltung erschüttert wird (durch ausbleibendes Verständnis, eine starke affektive Reaktion oder wiederkehrende Motive/Knotenpunkte)

3.2   Erstellen eines Protokolls

Gemeint ist hier kein Protokoll der subjektiven Seherfahrung, sondern des Gegenstands der Betrachtung. Das ist u. U. schwierig, etwa wenn eine Streaming-Serie (wie oben: THE DEUCE, MAD MEN) interpretiert wird.

Jedenfalls geht es um eine deskriptive Beschreibung des Untersuchungsgegenstands. Hier ist es besonders wichtig, nicht bei einem schlichten „Nacherzählen" des Narrativs stehen zu bleiben, sondern auch die Art der filmischen Inszenierung einzubeziehen. Das bedeutet ein Eingehen nicht nur auf das, was gezeigt wird, sondern auch darauf, *wie* es gezeigt wird.

Für das Erstellen eines Protokolls (das je nach Gegenstand und Form der weiteren Arbeit damit etwa 2–5 Seiten umfassen kann) ist also folgendes entscheidend:

- Verbleiben auf einer möglichst deskriptiven Ebene
- Beschreiben von Narrativ/Handlung sowie der zentralen Figuren; begrenztes Eingehen auf Motive oder Beziehungsdynamiken zwischen Figuren

- Beachten der filmischen Form, d. h.: Einstellungen, Schnitt, Kolorierung, Einsatz von Musik u. a.
- erst allenfalls sekundär: Erwähnung der zentralen kreativen Personen (Regisseur:in, Autor:in, Schauspieler:innen, Kameramann/-frau, Verantwortlichen für den Filmscore u. a.)

Für den Fall einer Aufführung des Films mit anschließender Diskussion entfällt dieser Punkt in der Regel.

3.3 Identifizieren von Irritationen

Im Grunde läuft das Identifizieren von Irritationen (im o. g. Sinn, also als: Momente ausbleibenden Verständnis', affektiver Verdichtung oder wiederkehrender Motive/Elemente im Sinne von Knotenpunkten) bereits parallel zu den beiden erstgenannten Schritten. An diesem Punkt des filmpsychoanalytischen Vorgehens geht es um eine genauere Sammlung solcher Irritationen und deren beginnender Reflexion.

Dies kann nun entweder direkt in einer Gruppe (Besucher eines Kinos bzw. einer Filmveranstaltung) geschehen und sollte dann durch eine zuständige Person moderiert werden oder in Form einer persönlichen Reflexion über die eigene Seherfahrung, die dann ebenfalls verschriftlicht werden sollte.

3.3.1 Vorgehen in einer Gruppe

Der Vorteil des erstgenannten Vorgehens liegt darin, dass sich verschiedene Ebenen und Aspekte des Films in einer Gruppe entfalten können. Hier sollte darauf geachtet werden, ob und weshalb sich schnell eine „gemeinsame Einigung" auf bestimmte emotionale oder semantische Linien bzw. Lesarten ergibt – oder ob nicht. Die Gruppe wird dann direkt zum Träger der emotionalen Wirkungen. Angesichts dessen, dass die Zusammensetzung der (Groß-) Gruppe einer solchen Seherfahrung wenig gesteuert erfolgt und die Vorerfahrung mit diesem Vorgehen unterschiedlich sein werden, fällt der Aufgabe der Moderation eine wichtige Bedeutung zu. Es sollte hier keine intensive gruppendynamische Erfahrung erfolgen!

Zu den Moderationsaufgaben in einer Gruppe (ob diese nun in einem Kinopublikum oder einer zu diesem Zweck methodisch zusammenkommenden Interpretationsgruppe im engeren Sinn besteht) gehören daher:

- Schaffen einer offenen und vertrauensvollen Atmosphäre, die das Äußern eigener Einfälle und Reaktionen fördert
- Zulassen und Beachten unterschiedlicher Lesarten
- Zentrieren der Diskussion auf filmbezogene Einfälle und Überlegungen bei Begrenzung allzu privater Schilderungen, die durch den Film hervorgerufen werden
- Setzen und Einhalten eines zeitlichen Rahmens
- Begrenzung bzw. Steuerung „regressiver" gruppendynamischer Prozesse

3.3.2 Vorgehen in einer individuellen filmpsychoanalytischen Betrachtung

Folgt man dem zweiten Fall, also dem Erstellen einer individuellen Interpretation, werden die Irritationen ebenfalls gesammelt und in der Regel verschriftlicht. In diesem Fall fällt es organisatorisch auch leichter, den Film direkt mehrmals anzusehen.

Eine potenzielle Schwierigkeit in dieser Vorgehensweise kann darin liegen, dass zu diesem Zeitpunkt des Vorgehens noch kein „externes" Korrektiv für eigene Eindrücke oder Ideen gegeben ist. Ein Vorteil ist darin zu sehen, dass eigene Einfälle ungefilterter registriert und notiert werden können, wenn sie noch nicht in einen kommunikativen Zusammenhang eingebracht werden müssen.

Es bietet sich an, die Zahl der Irritationen zu begrenzen, etwa auf 2–5 zentrale, die sich herauskristallisieren. Geht es bei den Irritationen um Knotenpunkte von Bedeutungen, so muss an dieser Stelle noch kein Verstehen über die Bedeutung dieser Wiederholungen oder Verdichtungen erfolgen, sondern es genügt das bloße Beachten wiederkehrender Themen oder Motive.

Außerdem ist an diesem Punkt des Vorgehens zu beachten, (noch) nicht zu sehr in eine verstehende, interpretierende Haltung zu geraten, welche (vermeintliche) Irritationen dann bereits danach „auswählt", ob sie zu einer bestimmten Lesart „passen" oder nicht.

3.4 Analyse der Quasi-Objektbeziehung

Die folgenden Schritte lassen sich leichter in einer individuellen filmpsychoanalytischen Betrachtung realisieren, weil sie einen längeren Zeitraum benötigen (in einer Interpretationsgruppe in der Regel mehrere Treffen). An dieser Stelle geht es darum, dem Gedanken zu folgen, dass die filmische Wirkung und die

Reaktionen darauf sich als Teil einer quasi-intersubjektiven oder -interpersonalen Beziehung verstehen lassen.
Dabei sind zwei Fragen leitend:

- Mit welchem Objekt habe ich es bei diesem Film zu tun?
- Welches sind mögliche latente Ebenen der Wirkung und Bedeutung des Films?

3.4.1 Beziehungs- und Identifizierungsangebote prüfen

Die Irritationen werden dazu genutzt zu prüfen, welche Fantasien über das Gegenüber sich einstellen. Hier eignen sich zunächst besonders die Momente affektiver Verdichtung bzw. Intensität. Was für ein Objekt ist es, das diese Gefühle in mir hervorruft und als welche Art von Beziehung kann das verstanden werden? Hier können sich für unterschiedliche Irritationen bzw. Affekte (die sich ja durchaus auch in Ambivalenzen äußern können) unterschiedliche Ideen zu einer Objektbeziehung ergeben, die noch nicht vereinheitlicht oder priorisiert werden müssen.

Die Quasi-Objektbeziehung, um deren Beschreibung es an dieser Stelle geht, kann vornehmlich affektiv bestimmt sein, aber auch darin bestehen, dass bestimmte Motive sich wiederholen (Knotenpunkte), dass also ein bestimmtes Beziehungsangebot sich wiederholt bemerkbar macht.

Ein wichtiger Bestandteil der Betrachtung der Quasi-Objektbeziehung ist ferner, dass der Film nicht nur eine Objektbeziehung anbietet, in die wir verstrickt werden, sondern uns auch Beziehungen *zeigt*. Dies sind nicht allein Beziehungen zwischen Figuren, sondern auch Beziehungen zwischen einer Figur und filmischen Mitteln.

Ein Beispiel dafür ist die Veränderung der Kolorierung in Spike Jonzes Film HER (2013), aus dem über weite Strecken die Farbe blau herausgefiltert wird, was eine besondere Art der Stimmung erzeugt, die auch unsere Art der Identifizierung mit der Hauptfigur Theodore „färbt". Konkret zeigt sich diese Art der Beziehung einer Figur zu filmischen Mitteln auch in der Veränderung in der Farbe von Theodores Hemden, die zunehmend heller bzw. weiß werden (vgl. a. Storck 2021).

Wir treten also in der Betrachtung eines Films nicht nur in eine Objektbeziehung ein, sondern auch in eine Beziehung zu Objektbeziehungen personaler und nicht-personaler Art. Identifizierungsangebote sind nicht zuletzt Identifizierungen mit Beziehungen und Prozessen (wie oben im Anschluss an Überlegungen Danckwardts dargestellt worden ist). Diese Beziehungsangebote und

Identifizierungen werden an dieser Stelle der filmpsychoanalytischen Betrachtung beschrieben.

3.4.2 Latente Ebenen der Bedeutung

Eine filmpsychoanalytische Betrachtung orientiert sich in der Analyse der Quasi-Objektbeziehung nicht zuletzt an möglichen latenten Bedeutungen (sowohl der Beziehung des Films zu uns als auch der Beziehungen im Film). Diese äußern sich – wie im Anschluss an Lorenzer dargestellt – in Form von Spannungen zwischen der manifesten und der latenten Ebene des Films. Hier sind besonders solche Irritationen wichtig, die in Verstehenslücken bestehen. Diese können Anzeichen dafür sein, dass eine Lesart, die auf der manifesten Ebene verbleibt, also „nur" das direkt Gezeigte nachzuvollziehen versucht, an ihre Grenzen stößt.

Entscheidend ist dann, beides (die Betrachtung der Beziehungs- und Identifizierungsangebote sowie den Einbezug einer latenten Ebene) zusammenzuführen. Das kann darin bestehen, die Überlegungen zur Quasi-Objektbeziehung (die ja stärker auf der Ebene der affektiven Wirkung und wiederholender Motive erfolgen) dafür zu nutzen, ein Verständnis dafür zu nutzen, was an einer latenten Struktur des Films Verstehenslücken insofern aufhebt, als verständlich wird, dass und weshalb eine bestimmte latente Beziehungsstruktur dazu führt, dass sich auf der manifesten Ebene für sich genommen eine Lücke ergibt.

3.5 Ausformulieren einer Interpretation und potenziellen Deutung

Schließlich geht es darum, aus den vorangegangenen Schritten, also: dem Sammeln der Irritationen auf allen drei Ebenen, der Betrachtung der Beziehungs- und Identifizierungsangebote sowie der Überlegungen dazu, was an der Quasi-Objektbeziehung zum Film die manifesten Verstehenslücken aufheben kann, eine filmpsychoanalytische Interpretation zu entwickeln.

Diese kann (und sollte) keine allzu geschlossen Form haben, nicht zuletzt weil sie, jedenfalls als individuelle filmpsychoanalytische Interpretation selbst ja noch Teil des Prozesses der Auseinandersetzung mit dem Film ist.

Sie ergibt sich ferner als eine „aktuale" Interpretation/Deutung aus verschiedenen Optionen. Auch die in Abschn. 3.4 beschriebene Vorgehensweise zentriert die Irritationen zwar auf eine zusammenhängende Lesart, diese bleibt aber auch für den individuellen Interpreten oder die individuelle Interpretin nicht die einzig mögliche. Wie oben im Anschluss an die Überlegungen von Hinz dargestellt und für die Filmpsychoanalyse nutzbar gemacht wurde, geht es beim Ausformulieren einer filmpsychoanalytischen Interpretation/Deutung darum, einem bestimmten „Interpretationsdruck" nachzugehen, der die Auswahl *dieser* Lesart bzw. Interpretation erforderlich macht und gerade darüber einen Verstehensraum öffnet, also weiteres Verstehen auf der selben „Linie" oder auf einer anderen möglich macht.

Eine filmpsychoanalytische Interpretation geht genau darin dann auch über ein Verstehen dieses einen, für sich stehenden Filmes hinaus – und widmet sich dem, was in diesem Film und anhand seiner Rezeption auf einer übergeordneten Weise zugänglich wird. Mit Lorenzer oder Žižek habe ich oben auf der (gesellschafts- bzw. ideologie-) kritische Potenzial eines Films und seiner Interpretation hingewiesen. Eine filmpsychoanalytische Betrachtung verfolgt also auch den Anspruch, am Beispiel eines Films auf Spannungsverhältnisse zwischen Individuum und Gesellschaft oder innerhalb gesellschaftlicher Prozesse hinzuweisen.

Daher kann gesagt werden, dass die filmpsychoanalytische Interpretation (und potenzielle Deutung, s. u.) folgende Merkmale aufweist:

- Sie ist das Ergebnis einer Dynamik des Aktualen: Es entsteht ein Druck, diese bestimmte Lesart auszuwählen
- Als eine solche aktuale Interpretation eröffnet sie den Blick auf weitere Interpretation und Sichtweisen
- Sie nimmt Bezug auf das, was im Film zum Thema wird (als latente Bedeutungsebene oder „Subtext"), über diesen aber hinausgeht, im Hinblick auf die Auseinandersetzung mit gesellschaftlichen Verhältnissen bzw. Prozessen

Die auf diese Weise entwickelte Interpretation kann in einem nächsten Schritt zur Deutung werden, in dem sie „öffentlich" zur Diskussion gestellt wird, d. h. indem eine soziale Gruppe (auf die sich die Deutung ja insofern richtet, als sie denjenigen gesellschaftlichen Verhältnissen gegenüber steht und diese zugleich bildet) auf sie antworten kann. Das kann in Form eines Vortrags oder Kommentars bestehen, ebenso wie in einer anderen Veröffentlichung wissenschaftlicher oder filmkritischer Art. In dieser sollte der Prozess des Formulierens einer Interpretation nachvollzogen werden können.

3.6   Zusammenfassung des Vorgehens

- Einnehmen einer resonant-rezeptiven Haltung, Filmsichtung
- Erstellen eines Protokolls
- Sammeln von Irritationen (Verstehenslücken, affektive Reaktion, Knotenpunkte von Bedeutung)
- Analyse von Beziehungs- und Identifizierungsangeboten
- Nutzen der latenten Ebene von Beziehung und Identifizierung zur Aufhebung von Verstehenslücken auf der manifesten Ebene
- Formulierung einer (aktualen) Interpretation
- Einbezug einer Betrachtung auf der Ebene von Gesellschaft
- Veröffentlichung der Interpretation als Deutung

Beispiel: I'M THINKING OF ENDING THINGS

4

Sichtung: Der Film I'M THINKING OF ENDING THINGS wurde im Jahr 2020 auf einer Streaming-Plattform veröffentlicht. Regisseur ist Charlie Kaufmann, der zu diesem Zeitpunkt bereits einen Academy Award als Drehbuchautor für den Film VERGISS MEIN NICHT (2004; Regie: Michel Gondry) erhalten hatte sowie von Teilen der Filmkritik für SYNECDOCHE, NEW YORK (2008), seinen Debütfilm als Regisseur und Autor, viel Lob erhalten hatte. In der Regel wird der Film also in einem privaten Rahmen (Laptop, TV, Beamer) statt im Kino gesehen.

Protokoll: In I'M THINKING OF ENDING THINGS sehen wir ein junges Paar, Jake (Jesse Plemons) und eine junge Frau (Jessie Buckley), deren Namen wechselt. Zunächst erzählt die junge Frau in einem Voiceover, dass sie mit Jake, ihrem neuen Freund, zum ersten Mal zu dessen Eltern fahren werde. Sie seien seit sieben Wochen zusammen. Während dieser gesprochenen Einleitung sehen wir ein leeres Haus, einen alten Mann am Fenster und wie die junge Frau zu Jake ins Auto steigt, es beginnt zu schneien. Wiederholt hören wir während der langen Autofahrt aber auch die laut werdenden Gedanken der Frau, dass sie darüber nachdenke, Schluss zu machen (durchaus in diesem doppelt zu verstehenden Sinn, wobei eher nahegelegt wird, dass das Ende der Partnerschaft mit Jake gemeint ist, weniger die Beendigung des eigenen Lebens). Während der Fahrt unterhalten beide sich, es ist allerdings ein merkwürdig wirkendes Gespräch, beispielsweise über Poesie. Hier und später wird nicht ganz klar, was die junge Frau beruflich tut, es gibt wechselnde Bezeichnungen dazu (ebenso wie auch die Farbe ihres Pullis wechselt). Nach sehr langer Zeit kommen sie am Grundstück der Eltern an, Jakes Mutter winkt irritierend wirkend am Fenster, Jake geht mit der jungen

Frau allerdings zunächst in eine Scheune neben dem elterlichen Haus und zeigt ihr die Spuren gestorbener Kälber und madenzerfressener Schweine.

Sie gehen dann ins Haus, müssen dort aber irritierend lange auf Jakes Eltern warten, die erst nach einiger Zeit aus dem oberen Stockwerk herunterkommen. Sie sehen fratzenhaft aus, überschwänglich in ihre Begrüßung, ohne herzlich zu sein. Es folgt ein längeres Essen, während dessen die Versionen des Kennenlernens von Jake und der jungen Frau ebenso wechseln wie deren Studienfach und Beruf oder ihr Name. Sie erhält wiederholt Telefonanrufe (zum Teil von einer Person, die denselben Namen trägt wie sie selbst) und Mailboxnachrichten, die eine diffuse Bedrohlichkeit vermitteln. Jakes Eltern bleiben weiterhin skurril, in ihren Affekten rasch wechselnd – und nach einiger Zeit auch in ihrem Alter. In einigen Szenen sind sie ein junges Paar, dann wieder deutlich ergrauter als bei der Ankunft des Paares. Schließlich verkörpert Jakes Vater einen Demenzkranken, seine Mutter scheint als alte Frau auf dem Sterbebett zu liegen. Die junge Frau drängt darauf, wieder loszufahren, weil sie am nächsten Tag arbeiten müsse. In einigen Szenen während des Aufenthalts im elterlichen Haus spielt der Keller eine Rolle; Jake will die junge Frau davon abhalten, hinunter zu gehen, schließlich tut sie es doch und findet dort Leinwände, die Bilder zeigen, die sie selbst zuvor auf ihrem Telefon Jakes Eltern als ihre eigenen Werke gezeigt hatte. Auch meint sie, sich selbst als Kind auf Fotos an der Wand zu erkennen.

Jake und sie fahren wieder zurück, es gibt ähnlich merkwürdige Unterhaltungen zwischen den beiden, in denen Jake plötzlich emotional unkontrolliert wirkt. Er möchte auf dem Weg anhalten, um eine Art Eis zu essen. Beim Bestellen hält er sich im Hintergrund, als würde er von den Verkäuferinnen nicht erkannt werden wollen. Eine von diesen warnt die junge Frau diffus. Jake möchte die Eis-Becher dann in seiner alten Schule, die nah der Straße, auf der sie fahren, liegt, in eine Mülltonne werfen. Sie fahren hin und verlieren einander. Die junge Frau irrt durch die Schule und begegnet einem alten Hausmeister (den wir bereits zu Beginn des Films gesehen haben), von dem angedeutet wird, dass er Jake oder dessen älteres Selbst sein könnte. Die junge Frau berichtet, dass sie ihren Freund suche, aber vergessen habe, wie er aussehe, und dass sie einander auch nur kurz begegnet seien.

In einer plötzlich sich ereignenden Tanz-Szene auf dem Flur und in der Turnhalle der Schule wird ein Tänzer, der Jake verkörpert, vom Hausmeister erstochen.

Schließlich sehen wir den Hausmeister auf dem Parkplatz der Schule in seinem Pick-Up sitzen, er scheint Visionen zu haben – von einem comicartigen Schwein, das von Maden zerfressen ist, aber Jake einen Ratschlag gibt; und vom jungen, aber auf alt geschminkten Jake, der einen Nobel-Preis entgegennimmt (die Rede, die erhält, stammt aus dem Film A BEAUTIFUL MIND, dessen DVD in Jakes Zimmer bei seinen Eltern zu sehen gewesen war), und in einem Musical („Oklahoma!") singt. In der Schlusseinstellung sehen wir am Morgen den vollkommen eingeschneiten Pick-Up des Hausmeisters.

Der Film kreiert auch durch seine Bildersprache eine spezielle, oft skurrile oder bedrohliche Atmosphäre. Als Zuschauende können wir uns auf nichts verlassen, das Narrativ ist vollkommen gebrochen und eine Ebene, auf der die gegenwärtige Handlung spielt, ist instabil. Farben verändern sich, in einer Einstellung sehen wir die junge Frau eine Escher-inspirierte Treppe immer wieder von links oben nach rechts unten hinuntergehen. Ein Großteil des Films besteht aus den beiden langen Autofahrten, oft sehen wir dabei Jake und die junge Frau durch die Windschutzscheibe. Die Tanz-Szene in der Schule vermittelt eine andere Stimmung, ist leichter und harmonischer, das selbe gilt für den gesungenen Ausschnitt aus „Oklahoma!". Letztlich wirken alle Figuren außer Jake und der jungen Frau fratzenhaft und ebenfalls instabil.

Sammeln von Irritationen: Man kann mit gutem Recht behaupten, dass I'M THINKING OF ENDING THINGS in seiner Gesamtheit eine Irritation darstellt (ich werde gleich beim Angebot der Objektbeziehung darauf zurückkommen): Was will der Film von uns? Was will er uns sagen? Uns wird die Sicherheit entzogen, mit wem oder was wir zu tun haben. Das zeigt sich auf verschiedenen Ebenen: wechselnder Name der Hauptfigur, wechselnder Beruf der Hauptfigur, Aussehen der Hauptfigur, Alter von Jakes Eltern, filmische Erzählzeit – und selbst noch die Frage, ob die junge Frau und Jake ein Paar sind oder ob sie einander nur einmal kurz gesehen und sie sich von ihm bedrängt gefühlt hat. Der ganze Film ist eine erste große Irritation.

Vier etwas spezifischere Irritationen möchte ich herausgreifen:

1. Der Titel des Films: Würde man grammatikalisch nicht eher „I'm thinking *about* ending things" erwarten? In einem Film, in dem oftmals (poetische) Worte besondere Beachtung finden?
2. An einer Stelle während des Besuchs bei den Eltern sagt Jakes Mutter (als Hausfrau in den 50er Jahren geschminkt und gestylt) im englischen Original (die deutsche Übersetzung transportiert das nicht): „I would misplace my own head it it wasn't screwed onto my own head", also: „Ich würde meinen eigenen Kopf verlieren, wenn er nicht an meinen Kopf angenäht wäre").
3. Kurz nach der Ankunft von Jake und der jungen Frau im Haus der Eltern kommt der Hund der Familie auf die beiden zugelaufen und beginnt, sich zu schütteln. Das Schütteln dauert irritierend lang.

4. Im Film wechselt das Alter der Eltern, allerdings sehen die Eltern im großen und ganzen so aus, wie man sie sich in unterschiedlichen Stufen ihres Lebens vorstellen würde. Bei der Verleihung des Nobel-Preises an Jake am Ende des Films hingegen sind alle, er eingeschlossen, auf merkwürdige, stümperhaft wirkende Weise „auf alt" geschminkt, sie sehen aus als würden sie weiße Masken tragen, mit hineingeschminkten Falten.

Beziehungs- und Identifizierungsangebote: I'M THINKING OF ENDING THINGS macht ein besonderes Objektbeziehungs-Angebot – denn wir haben es mit einem Objekt zu tun, das sich unseren Versuchen zu bestimmen, welche Art von Objekt es ist, beständig entzieht. Es ist mehr ein Entziehungsangebot als ein Beziehungsangebot. Wir bekommen keine Sicherheiten vermittelt, keine Orientierung: Was passiert wann? Wer ist wer? Wie sind die Beziehungen zueinander nun wirklich? Was ist passiert und was nicht? Wer hat was gesagt oder getan? Wer erzählt die ganze Geschichte überhaupt?

Ein solches Beziehungsangebot der Orientierungslosigkeit ist kennzeichnend. Es gibt wiederholte Dynamiken eines Ineinander oder Übereinander von Bildern und Zeitebenen, emotional hinterlässt uns das in einem Zustand diffuser Angst bzw. Bedrohung oder aber in einem abständigen Genervtsein angesichts des zwiespältigen Beziehungsangebots des Films an uns. Es gibt keine Sicherheiten, wir laufen mit unseren Versuchen, uns bedeutungsvoll auf den Film zu beziehen, ins Leere. Wir haben es also mit einem Objekt/Gegenüber zu tun, bei dem man sich nicht sicher sein kann, weder kognitiv noch emotional.

Als zweite Frage kann adressiert werden, welche Identifizierungen uns angeboten werden. Auch hier führt der Film uns zunächst in die Irre, denn anfangs wirkt es so, als wäre die junge Frau die Person, aus deren Sicht wie die Geschehnisse und Stimmungen wahrnehmen (wir hören ja ihren inneren Monolog, setzen uns gemeinsam mit ihr zu Jake ins Auto). Diese Identifizierungsposition wird aber gebrochen – in ihrem konventionellen Horrorfilm oder Krimi würde wir weiter mit ihr fiebern und uns ängstigen, zum Beispiel vor der Kellertreppe.

Aber insbesondere die Veränderung ihres Namens, Berufs und Aussehens oder die Veränderungen in den unterschiedlichen Zeitebenen und Altersstufen im Haus von Jakes Eltern, legen es eher nahe, dass Jake uns als Identifizierungsfigur angeboten wird – denn er ist es, der seine Eltern in deren unterschiedlichen Lebensaltern in diesem Haus kennengelernt hat. Zu ihm erhalten wie mehr „backstory".

Zunehmend stellt sich der Eindruck ein, dass wir an Jakes Konstruktion einer Wirklichkeit, seinen Erinnerungen, Sehnsüchten und Träumen teilhaben. Mehr noch könnte man vielleicht sagen, dass wir uns mit Jakes Prozess des Träumens,

Erinnerns etc. identifizieren, und darin im Besonderen aber auch dem Zusammenfallen des auf diese Weise Errichteten. Etwas daran funktioniert nicht, ist instabil. Nur dort, wo etwas als Traum (-Ästhetik) gerahmt wird, nämlich in der Tanzszene oder im Musical behalten die Bilder etwas Kohärentes oder Leichtes.

Mögliche latente Ebenen: Eine mögliche latente Ebene dieses Filmerlebnisses könnte ebenfalls auf der Ebene der Prozesse liegen. Manifest wird uns eine Kurz-Reise eines jungen Paares gezeigt (samt der Dekompensation dessen), also ein Ereignis, das man so erzählen könnte. Auf einer latenten Ebene geht es dann aber weniger um etwas, das passiert, also um *Wahrnehmungs* prozesse, sondern um etwas, das fantasiert wird, also um *Imaginations* prozesse.

Weniger im Zentrum der an dieser Stelle geäußerten Überlegungen steht die Thematisierung von sexualisierter Gewalt als einer latenten Ebene im Film. Immerhin wird hier auch die Geschichte einer Frau erzählt, die zu einem Mann ins Auto einsteigt, der mit ihr in die Einöde fährt, wo sie Fratzenhaftes statt Sicherheit erwartet. Auf dem Parkplatz der Schule geraten Jake und die junge Frau in einen Streit darüber, ob der Text des Songs „Baby, it's cold outside" eigentliche die Geschichte einer Vergewaltigung erzählt. Als beide einander küssen, erscheint das Gesichts des Hausmeisters am Fenster (wie die Erinnerung an eine bedrohliche Grenzverletzung) und in der kurzen Unterhaltung, die die junge Frau im Schulgebäude mit dem Hausmeister hat, geht es darum, dass sie Jake bei ihrer einzigen und kurzen Begegnung unheimlich gefunden habe, weil er sie angestarrt habe.

Formulieren einer filmpsychoanalytischen Interpretation: Für den Versuch einer Interpretation von I'M THINKING OF ENDING THINGS komme ich auf die oben geäußerten Irritationen zurück. Diese hatten mit dem Titel begonnen (1. Irritation). Was, wenn der Film seine eigene Geschichte bzw. seine Bilder „vom Ende her" erzählt? Und deshalb eben nicht „I'm thinking about ending things" heißt, sondern zu lesen ist als „I'm thinking (from the point) of ending things". Der Film muss vom Ende her gedacht werden. In dieser Lesart wäre alles, was wir zu sehen kriegen, das, was sich der Hausmeister (der Jake ist) in seinem Pick-Up während einer parasuizidalen Handlung vorstellt.

Es wäre dann so, wie in einer Metapher, dass der eigene Kopf an den eigenen Kopf angenäht ist (2. Irritation) – das Bild einer vollkommenen Selbstreferentialität, in der die eigene mentale Welt nicht viel anders ist als eine Escher'sche Treppe. Der Film ist dann Jakes Konstruktion am Ende seines Lebens. Erinnerungen an die Eltern und das Elternhaus vermischen sich miteinander und er erzählt sich selbst die Geschichte eines Was-wäre-wenn: Die junge Frau, deren Namen er gar nicht kennt und über die er nichts weiß, die er aber einen Abend lang

in einer Bar angestarrt hat (oder womöglich gar bedrängt oder vergewaltigt hat),
wird Teil der Geschichte einer imaginierten Liebesbeziehung, in der er sie seinen
Eltern vorgestellt oder ihr seine Schule zeigt.

Nur gewinnt die junge Frau in Jakes Imagination ein Eigenleben: Seine
Fantasiegestalt denkt darüber nach, mit ihm Schluss zu machen, das Bild der
jungen Frau zerfällt immer wieder auch, seine (tröstliche? schuldabwehrende?)
Größenfantasie kann nicht aufrechterhalten werden. Die Irrealität zeigt sich an
verschiedenen Stellen, unter denen der sich schüttelnde Hund (3. Irritation) nur
ein Beispiel ist.

Und Jake weiß um seine Konstruktion – zwar kehrt eine Größenfantasie am
Ende zurück (Nobelpreis), aber die imaginierte Szene zeigt deutlich ihren künst-
lichen Charakter (4. Irritation), auch hier zerfällt etwas, wenn auch nur halb: Jake
erhält den Nobelpreis und die von ihm mühsam imaginativ zusammengeklebten
alten Gesichter der Menschen, die er kannte, klatschen ihm Beifall.

Wir sehen in I'M THINKING OF ENDING THINGS, wie das Leben eines einsa-
men Mannes ihm im Sterben vor seinen Augen vorbeizieht, aber eben nicht wie
konventionell angenommen, in Form eines mehr oder minder objektiven Foto-
albums des eigenen Lebens, wie es auch jemand anderes betrachten könnte,
sondern in einer radikal subjektiven Weise, in der eben Erinnerung, Sehnsucht
und Fantasie einander durchsetzen und überlagern und Konstruktionen brüchig
sind.

Was Sie aus diesem *essential* mitnehmen können

- Die Methode der Psychoanalyse kann charakterisiert werden als ein reflektiertes In-Beziehung-Stehen zu einem Gegenüber.
- In einer psychoanalytischen Betrachtung von Filmen kommt nicht ihre Theorie, sondern ihre Methode zur Anwendung.
- Unter verschiedenen Zugängen ist die Betrachtung der Filmwirkung auf die Rezipierenden der vielversprechendste.
- Die filmische Form bzw. der Film als eigenständiges Medium sollte gegenüber dem Narrativ nicht vernachlässigt werden.
- Ausgangspunkt für eine filmpsychoanalytische Interpretation ist das Sammeln von Irritationen.
- Eine psychoanalytische Betrachtung fragt danach, welche Beziehungs- und Identifizierungsangebote ein Film macht.
- In einer filmpsychoanalytischen Betrachtung kann auf latente Bedeutungen geblickt werden.

Literatur

Argelander H (1967) Das Erstinterview in der Psychotherapie. Psyche – Z Psychoanal 21:341–368, 429–467, 473–512

Bergande W (2007) Die Logik des Unbewussten in der Kunst. Subjekttheorie und Ästhetik nach Hegel und Lacan. Turia + Kant, Wien

Bion WR (1970) Aufmerksamkeit und Deutung. Frankfurt a. M., Brandes & Apsel

Blothner D (1999) Erlebniswelt Kino. Über die unbewußte Wirkung des Films. Bastei Lübbe, Bergisch Gladbach

Blothner D (2014) Zur Methode der wirkungsanalytischen Filminterpretation. In: Zwiebel R, Blothner D (Hrsg) „Melancholia". Wege zur psychonanalytischen Interpretation des Films. Göttingen, Vandenhoek & Ruprecht, S 110–130

Danckwardt JF (2017) Die Wahrnehmung der Bilder. Gießen, Psychosozial

Erdheim M (2013) Gesellschaftlich Unbewusstes, Macht und Herrschaft. Psyche – Z Psychoanal 67:1023–1050

Freud S (1900) Die Traumdeutung. GW II/III:1–642

Freud S (1905) Bruchstück einer Hysterie-Analyse. GW V:161–286

Freud S (1909) Bemerkungen über einen Fall von Zwangsneurose. GW VII:379–463

Freud S (1914) Der Moses des Michelangelo. GW X:172–201

Freud S (1917) Eine Schwierigkeit der Psychoanalyse. GW XII:1–12

Freud S (1923) »Psychoanalyse« und »Libidotheorie«. GW XIII:209–233

Freud S (1928) Dostojewski und die Vatertötung. GW XIV:397–418

Hamburger A (2018) Filmpsychoanalyse. Das Unbewusste im Kino – das Kino im Unbewussten. Gießen, Psychosozial-Verlag

König HD (2000) Tiefenhermeneutik. In: Flick U, von Kardorff E, Steinke I (Hrsg) Qualitative Forschung. Ein Handbuch. Reinbek bei Hamburg, Rowohlt, S 556–569

König H (2022) Monster zu Besuch: psychoanalytische Zugänge zum Film. Forum Psychoanal 38:355–367

Lorenzer A (1970) Sprachzerstörung und Rekonstruktion. Vorarbeiten zu einer Metatheorie der Psychoanalyse. Frankfurt a. M., Suhrkamp.

Lorenzer A (1972) Zur Begründung einer materialistischen Sozialisationstheorie. Frankfurt a. M., Suhrkamp.

Lorenzer A (1986) Tiefenhermeneutische Kulturanalyse. In: Lorenzer A (Hrsg) Kultur-Analysen. Frankfurt a. M., Fischer, S 11–98.

Mahler-Bungers A, Zwiebel R (2007) Die unbewusste Botschaft des Films. Überlegungen zur Film-Psychoanalyse. In: Zwiebel R, Mahler-Bungers A (Hrsg) Projektion und Wirklichkeit. Die unbewusste Botschaft des Films. Göttingen, Vandenhoek & Ruprecht, S 14–37

McGowan T (2007) The real gaze. Film theory after Lacan. SUNY, Ney Work

McGowan T (2015) Psychoanalytic film theory and The Rules of the Game. New York: Bloomsbury

Möller H, Doering S (Hrsg) (2010) Batman und andere himmlische Kreaturen – Nochmal 30 Filmcharaktere und ihre psychischen Störungen. Berlin, Springer

Mitscherlich A & Mitscherlich M (xxx) Die Unfähigkeit zu trauern

Reiche R (2001) Mutterseelenallein. Kunst, Form und Psychoanalyse. Frankfurt a. M., Stroemfeld/Nexus

Reinke E (2013) ‚Szenische Evidenz' und ‚Szenisches Verstehen'. Zur Vermittlung des Werks von Hermann Argelander und Alfred Lorenzer. Jb Psychoanal 66:13–48

Schmitt WM (2023) Die Filmanalyse. Kino anders gedacht. Seidelman & Company, Düsseldorf

Schneider G (2008) Filmpsychoanalyse – Zugangswege zur psychoanalytischen Interpretation von Filmen. In: Laszig P, Schneider G (Hrsg) Film und Psychoanalyse. Kinofilme als kulturelle Symptome. Gießen, Psychosozial-Verlag, S 19-38

Sandler J (1976) Gegenübertragung und Bereitschaft zur Rollenübernahme. Psyche – Z Psychoanal 30:297–305

Soldt P (2009) Die Subjektivität der Bilder. Eine empirische Untersuchung zur Psychodynamik kunstästhetischer Erfahrungen. In: Soldt P, Nitzschmann K (Hrsg) Arbeit der Bilder. Die Präsenz des Bildes im Dialog zwischen Psychoanalyse, Philosophie und Kunstwissenschaft. Gießen, Psychosozial, S 129–153

Soldt P, Storck T (2008) »Je mehr ich das Bild beobachte, desto mehr fühle ich mich davon beobachtet.« Elemente eines psychoanalytischen Modells ästhetischer Erfahrung. Zeitschrift für Ästhetik und Allgemeine Kunstwissenschaft, 53(2):191–218

Stern DN (2004) The present moment in psychotherapy and everyday life. W.W. Norton, New York

Stiglegger M (2023) Film als Medium der Verführung. Einführung in die Seduktionstheorie des Films. Springer VS, Heidelberg

Storck T (2010) »Call it.«. Schwere altersdepressive Episode. In Möller H, Doering S (Hrsg) Batman und andere himmlische Kreaturen – Nochmal 30 Filmcharaktere und ihre psychischen Störungen. Berlin, Springer, S 83–98

Storck T (2016) Why drive? Psychoanalytic reflections on the film ‚Never let me go'. Int J Psychoanal 97(1):189–203

Storck T (2017a) „The Wire" und „die Wurst" – Was ist Kulturpsychoanalyse? In Nitzschmann K, Döser J, Schneider G, Walker C (Hrsg) Kulturpsychoanalyse heute – Grundlagen, aktuelle Beiträge, Perspektiven. Gießen, Psychosozial, S 189–204

Storck T (2017b) Das umworbene Geschlecht. Mad Men. In: Storck T, Taubner S (Hrsg) Von Game of Thrones bis The Walking Dead. Interpretation von Kultur in Serie. Berlin, Springer, S 121–140

Storck T (2018a) Psychoanalyse nach Sigmund Freud. Kohlhammer, Stuttgart

Storck T (2018b) Zur Frage der Komplexität von Freuds Literaturverwendung am Beispiel von Shakespeares Hamlet. Vorschläge zur kulturpsychoanalytischen Methode. In: Angeloch D, Lange-Kirchheim A, Pietzcker C (Hrsg) Jahrbuch für Literatur und Psychoanalyse, 37:345–365

Storck T (2019a) Freud heute – Zur Relevanz der Psychoanalyse. Springer, Berlin

Storck T (2019b) Das Rasen und der Mäher. Über David Lynchs „The Straight Story". In: König H (Hrsg) Skandalfilm? Filmskandal! Verstörend, anstößig, pervers – den filmischen Tabubrüchen auf der Spur. Berlin, Springer, S 191–202

Storck T (2019c) Die Psychodynamik der Oberfläche in Sofia Coppolas „The Bling Ring", oder: „Leopard und Zebra geht gar nicht...". In: Nitzschmann K et al (Hrsg) Sofia Coppola. Hoffnung und Ausweglosigkeit in geschlossenen Welten. Im Dialog: Psychoanalyse und Filmtheorie, Bd. 16. Gießen, Psychosozial, S 71–80

Storck T (2020a) Übertragung. Kohlhammer, Stuttgart

Storck T (2020b) The Deuce. Subjekte, Objekte und Quasi-Subjekte. In: Poscheschnik G (Hrsg) Suchtfaktor Serie. Psychoanalytisch-kulturwissenschaftliche Perspektiven auf Game of Thrones, Babylon Berlin und Co. Gießen, Psychosozial, S 173–189

Storck T (2020c) Un coup de trois dés. Filmpsychoanalytische Assoziationen zu Jean-Luc Godards Adieu au langage (2014). In: Hamburger A, Schneider G, Bär P, Storck T & Nitzschmann K (Hrsg) Jean-Luc Godard. Denkende Bilder. Im Dialog: Psychoanalyse und Filmtheorie B. 17. Gießen, Psychosozial, S 121–129

Storck T (2021) S.O.S. – Spike Jonzes Her als ein Film über Beziehungsvorstellungen und Trauerprozesse. In: Pramataroff-Hamburger V, Hamburger A (Hrsg) Von LA STRADA bis THE HOURS – Leidende und souveräne Frauen im Spielfilm. Heidelberg, Berlin, Springer, S 331–344

Storck T (2022a) Deutung. Kohlhammer, Stuttgart

Storck T (2022b) Disruption und Komposition. Fragmente zur „Screen Violence" in Claire Denis' Dreckskerle. In: Bär P, Schneider G, Storck T, Nitzschmann K, Hamburger A (Hrsg) Claire Denis. Körper, Intimität und Fremdheit. Im Dialog: Psychoanalyse und Filmtheorie. Gießen, Psychosozial, S 79-88.

Storck T (2022c) Weichen. Spätstadien des Ödipuskonfliktes und die enthaltende Funktion in Claire Denis' 35 Rum (2008). In: Bär P, Schneider G, Storck T, Nitzschmann K, Hamburger A (Hrsg) Claire Denis. Körper, Intimität und Fremdheit. Im Dialog: Psychoanalyse und Filmtheorie. Gießen, Psychosozial, S 99-108.

Storck T (2024a) Tiefenpsychologie für Dummies. Wiley, Weinheim

Storck T (2024b; in Vorb.) Arbeit mit Übertragung und Gegenübertragung.

Storck T (2024c) Der Film als Wunderblock. Überlegungen zu Federico Fellinis „Intervista" und zur filmpsychoanalytischen Probedeutung. In: Hamburger A et al (Hrsg) Federico Fellini. Im Dialog: Psychoanalyse und Filmtheorie, Bd. 17.

Zeul M (2007) Das Höhlenhaus der Träume. Filme, Kino & Psychoanalyse. Frankfurt a. M., Brandes & Apsel

Žižek S (1992a) Alfred Hitchcock oder Die Form und ihre geschichtliche Vermittlung. In Žižek S et al (Hrsg) Was Sie immer schon über Lacan wissen wollten und Hitchcock nie zu fragen wagten. Frankfurt a. M., Suhrkamp, S 11–23

Žižek S (1992b) Hitchcocks Sinthome. In: Žižek S et al (Hrsg) Was Sie immer schon über Lacan wissen wollten und Hitchcock nie zu fragen wagten. Frankfurt a. M., Suhrkamp, S 123–125

Zwiebel R (2014) Über psychoanalytische Arbeitsmodelle – eine kurze Einführung in die filmpsychoanalytische Diskussion von Melancholia. In: Zwiebel R, Blothner D (Hrsg) „Melancholia". Wege zur psychoanalytischen Interpretation des Films. Göttingen, Vandenhoek & Ruprecht, S 7–25

Zwiebel R (2019) Der Film als ungeträumter Traum des Zuschauers. Eine psychoanalytische Perspektive. In: Zwiebel R (Hrsg) Die innere Couch. Psychoanalytisches Denken in Klinik und Kultur. Gießen, Psychosozial, S 131–152

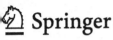
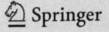

}essentials{

Timo Storck

Freud heute: Zur Relevanz der Psychoanalyse

Ein Überblick für psychologische und ärztliche Psychotherapeuten

Printed in the United States
by Baker & Taylor Publisher Services